Menos regras!

Muito além da autoajuda:
redefinindo seu próprio caminho

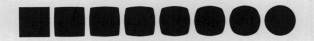

Copyright© 2023 by Literare Books International
Todos os direitos desta edição são reservados à Literare Books International.

Presidente:
Mauricio Sita

Vice-presidente:
Alessandra Ksenhuck

Chief Product Officer:
Julyana Rosa

Diretora de projetos:
Gleide Santos

Diagramação e projeto gráfico:
Maicon Moura

Revisão:
Rodrigo Rainho

Chief Sales Officer:
Claudia Pires

Impressão:
Gráfica Paym

Dados Internacionais de Catalogação na Publicação (CIP)
(eDOC BRASIL, Belo Horizonte/MG)

F866m Freitas, Maria Cecília.
   Menos regras! Muito além da autoajuda: redefinindo seu próprio caminho / Maria Cecília Freitas. – São Paulo, SP: Literare Books International, 2023.
   184 p. : il. ; 14 x 21 cm

   Inclui bibliografia
   ISBN 978-65-5922-697-9

   1. Autoconhecimento. 2. Comportamento. 3. Técnicas de autoajuda. I. Título.

CDD 158.1

Elaborado por Maurício Amormino Júnior – CRB6/2422

Literare Books International.
Alameda dos Guatás, 102 – Saúde – São Paulo, SP.
CEP 04053-040
Fone: +55 (0**11) 2659-0968
site: www.literarebooks.com.br
e-mail: literare@literarebooks.com.br

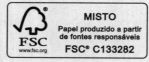

Menos regras!

Muito além da autoajuda:
redefinindo seu próprio caminho

Maria Cecília Freitas

2023

Dedico o conhecimento deste livro
a todos que gostam de ferramentas...

"Eu sei o que você deve fazer para resolver
seu problema emocional!"

CONTEÚDO

PREFÁCIO   11
INTRODUÇÃO
MAS POR QUE EU SOU ASSIM,
DOUTORA?   34
REGRAS: UM BEM
NECESSÁRIO? 64
ANTES DA CIÊNCIA, NIETZSCHE
JÁ SABIA   76
SIM, ENTENDI! MAS...POR QUE
NÃO CONSIGO MUDAR? 92
MAS EU PRECISO MUDAR...
COMO? 104
O ANTES
(OU O QUE PODERIA SER FEITO
NA NOSSA CONSTRUÇÃO)   126
MAS EU NÃO MEREÇO O MEU
SUCESSO? 142
ESTE LIVRO VAI MUDAR A SUA
VIDA? 152
AGRADECIMENTOS 167

PREFÁCIO

Em um mundo repleto de fórmulas e, devido à busca constante de boa parte da humanidade em se encaixar em determinados padrões, Maria Cecilia Freitas traz essa obra tão necessária e atual sobre o quanto precisamos nos libertar das amarras e das regras que a sociedade nos impõe.

Padrões de beleza, de gerenciamento de carreira, de sucesso, padrões até mesmo de felicidade, nos têm sido impostos de forma indiscriminada por gurus, *coaches*, influenciadores digitais e toda sorte de especialistas, tornando nossas vidas cada vez mais ditadas por um certo e errado que quase nunca têm aderência às nossas realidades e histórias individuais.

Diferentemente da maioria desses "ditadores" de regras, que quase sempre o fazem em troca de cliques e de recompensas financeiras imediatas e sem qualquer embasamento prático ou teórico, Maria Cecília quebra as normas, apoiada em uma longa trajetória acadêmica e clínica que a credencia para uma crítica pertinente a respeito do quanto essa prática do crescente universo da autoajuda pode ser perversa e prejudicial à nossa saúde mental.

Ao propor menos regras, a autora nos convida a refletir sobre o maior tesouro que possuímos como seres humanos: o direito à escolha baseada em nossa individualidade. A obra é uma deliciosa provocação referente ao quanto estamos fazendo escolhas próprias em nossas vidas ou estamos sendo levados pela manada a tomarmos decisões e caminhos apenas para nos encaixar ao que se espera de nós.

Como uma pessoa que sempre lutou por autenticidade e pelo direito de sermos tudo aquilo que quisermos, e não nos privarmos de nossas paixões e propósitos para representar um papel social, consegui me enxergar plenamente nas páginas deste livro, e estou certa de que muitas pessoas poderão também se encontrar... e, mais ainda, inspiradas pela saudável rebeldia de Maria Cecília, poderão, talvez, traçar novos caminhos, menos apoiados em regras e mais sedimentados em valores e verdades intrínsecos a cada um de nós!

Gratidão à autora por tão importante reflexão e por me permitir fazer parte desse despertar coletivo tão necessário em nossos tempos!

Renata Spallicci,
Empresária, escritora e influenciadora digital
Autora do livro "Sucesso é o resultado de times apaixonados".

1. ●   6. ●   ● 7.

● 3.

4. ●

2. ●   ● 5.

● 8.

INTRODUÇÃO SINCERA (OU... O QUE ESPERAR DESTE LIVRO)

Precisamos de estímulos para nos movermos no mundo, nem que o estímulo seja a retirada de algum incômodo!

Após anos trabalhando com Psiquiatria e Psicologia, acompanhando pessoas em sofrimento e com muita dificuldade de mudar, mesmo querendo, mesmo se esforçando em psicoterapia e com uso de medicações, eu ficava extremamente incomodada com soluções oferecidas como verdadeiros milagres. Preocupavam-me alguns livros de autoajuda que faziam as pessoas acreditarem que a mudança dependeria totalmente delas mesmas, com determinada atitude; a onda de pessoas sem experiência na complexa área da saúde mental que, após um curso de formação em *coaching*, sentiam-se aptas a resolver quaisquer problemas emocionais com algumas técnicas e, detalhe, a custos altíssimos; e, em tempos de redes sociais, a enxurrada de influenciadores digitais despreparados, ganhando seguidores adoecidos e cegos por um modelo para aliviar sua dor, vendendo autoestima, uma forma de viver e, sobretudo, diversas idealizações.

Entendam, acredito que algumas dessas intervenções podem trazer ganhos. Talvez você tenha se beneficiado de algum livro, de uma frase de efeito do seu blogueiro predileto ou de algum curso de autoconhecimento em um final de semana. Algumas pessoas com certas vivências anteriores, em determinado momento da vida, talvez estivessem simplesmente precisando desse tipo de estímulo para realizar a mudança. Já ouvi depoimentos positivos nesse sentido no consultório. Mas mesmo que funcionem para alguns, o que realmente acontece é que a grande maioria retorna ao funcionamento anterior rapidamente, agora mais frustrada por não conseguir influenciar pessoas, por continuar procrastinando, mesmo tendo feito um processo de *coaching* somente para isso, e se envolvendo no mesmo padrão de relações amorosas, apesar de seguir exatamente o que o influenciador top da área orientou.

Em meio a essa fartura de equívocos, tive o estímulo que faltava para começar a escrever após ver uma série, indicada por uma paciente, chamada "Eu não sou seu guru". Fiquei animada demais com o título. Poxa, pensei, alguém vai abordar justamente o que eu sempre quis escrever? Vai trazer um conhecimento sobre o funcionamento humano que permita que as pessoas não dependam da opinião de um guru para guiar suas vidas? Que decepção! Poucas vezes vi alguém abusar de forma tão calculada da fragilidade humana na busca de espaços para que ele próprio ganhe sua autoridade de guru.

Algumas pessoas precisam de um guru? Talvez. Mas a maioria se sentiria acolhida nas suas demandas emocionais se simplesmente conseguisse se entender. Hoje, temos um conhecimento sobre o funcionamento cerebral e o comportamento humano bem sedimentado em pesquisas e na clínica, porém incrivelmente pouco divulgado, logo, pouco aproveitado.

Não, este livro não vai trazer o conceito de que a ciência poderosa nos libertará de toda a ignorância sobre nós. Confesso, pensava assim aos 27 anos, após terminar o curso de terapia comportamental e finalizar a análise do doutorado em saúde mental. Lia muitos artigos por semana e desvalorizava qualquer ideia ou intervenção que não tivesse evidências científicas razoáveis, incluindo a minha antiga referência, a Psicanálise. Mas a vivência bruta no consultório, por anos, traz o melhor da experiência: o aprendizado validado pela prática. E na prática precisamos considerar que alguns fenômenos existem, como heranças ancestrais, o poder do acreditar, seja em uma pílula de farinha, seja na sua fala, a influência da espiritualidade... Sendo que muitas dessas questões a ciência tem conseguido pelo menos identificar, e mesmo explicar, com o desenvolvimento de novas metodologias.

Mas entendam: não é porque alguns fenômenos existam que agora vamos validar todos e pagar um preço alto por promessas que queremos ouvir. Agindo dessa forma, podemos ser controlados por estímulos não benéficos para nós. Perigoso! Na velha questão do livre-arbítrio, o simples objetivo deste livro é ser um estímulo mais racional na complexa equação da decisão humana, para que, diante da falsa ideia de que somos totalmente livres, tenhamos algum repertório para questionar: o que controla o meu comportamento agora? Esse é o objetivo do bom terapeuta: que o cliente tenha em si alguma liberdade de escolha, nem que seja a decisão de Ulysses, que, ao saber que seria controlado pelo lindo canto das sereias, opta por ouvir, mas amarrado ao tronco do navio.

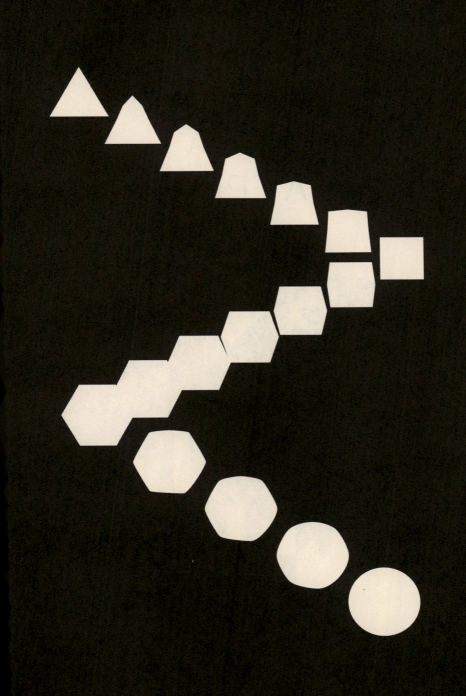

CAPÍTULO I

A AMANTE MANCHADA (OU... A EPIFANIA)

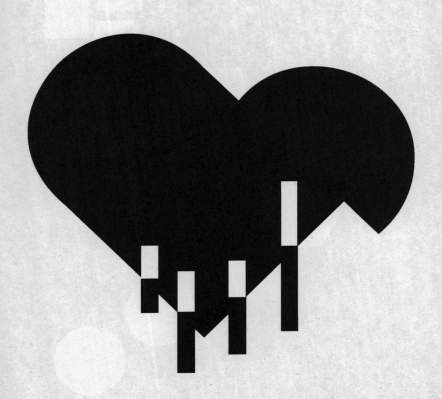

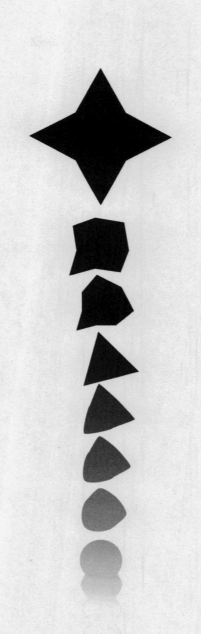

Você já se perguntou quais escolhas o fizeram ser quem é hoje?

A forma como entendo e me relaciono com o mundo, analiso e ajudo meus pacientes há quase 20 anos foi determinada por uma decisão casual. Na verdade, o que chamamos de "escolha por acaso", geralmente, tem uma série de determinantes anteriores e dificilmente são aleatórias.

Eu era residente de psiquiatria da USP Ribeirão, boa em diagnóstico e medicação, mas consciente das minhas limitações em face das diferentes construções e dos traumas humanos.

Na época, a Psicanálise influenciava bastante a formação do jovem psiquiatra. Era como se fosse o que de mais profundo poderíamos alcançar da mente humana. Porém, o contato com a prática me angustiava muito. Durante as supervisões, notava uma tentativa de encaixar o paciente na teoria psicanalítica – que, ressalto, é superinteressante –, mas todo aquele encaixe me incomodava. Incomodava ainda mais a postura um tanto julgadora de algumas professoras que tive: "Mas que paciente com defesa mais primitiva", "Quantas projeções sem *insight*".

Apesar do desconforto, eu insistia na linha psicanalista, pois, no contexto acadêmico que vivia, os estímulos eram fortes nesse sentido. Questionar seria pertencer a um grupo inferior. Porém, foi no meu terceiro congresso de Psicanálise que cheguei ao meu limite. Grande parte dos participantes presentes ali não conseguia esconder a prepotência intelectual que julgava possuir com a formação, e as perguntas feitas vinham acompanhadas de uma exposição de egos inchados, alimentados por jargões psicanalíticos que me soavam extremamente vazios. Saturada de observar tudo aquilo, decidi sair no meio da palestra e acabei encontrando meu amigo da residência no corredor. Só de olhá-lo balançando a cabeça de um lado para o outro, já sabia que ele se incomodava como eu.

— Ei, Alaor... Isso aqui não é pra gente não.

— Ceci, ou a gente é idiota ou tem algo muito errado aqui. Estou pensando em fazer aquele curso de Terapia Comportamental, sabe? É superficial, mas pelo menos tem vários artigos mostrando que funciona.

Diante daquela nova possibilidade, resolvi seguir a máxima das amizades imperfeitas: "Se você fizer, eu faço!".

Alguns meses depois, ali estava eu, deslumbrada com a Análise do Comportamento Humano e iniciando as primeiras supervisões de atendimento clínico, quando um dilema me atravessou e trouxe um despertar que mudaria a forma de lidar com as dores dos outros.

Os colegas, dois psicólogos recém-formados, trouxeram a descrição de um caso. Aproximadamente, 50 anos de idade, pobre, toda dominada por manchas avermelhadas, espessas e escamosas, mas, ainda assim, eu a imaginava extremamente sedutora. Fora amante durante 15 anos de um dos milionários usineiros de Ribeirão Preto. A relação era mantida por amizade, sexo, suporte financeiro e o frescor dos amores proibidos. Porém, há meses havia rompido essa relação, de anos, devido à intensa pressão familiar. A mãe e as irmãs sempre a repreenderam para tentar afastá-la de relação tão pecaminosa. Mesmo com todo o sofrimento que estava sentindo pela separação forçada, certamente ela nunca procuraria ajuda se não fosse por um aviso constante do próprio corpo. Logo após a separação, manchas começaram a atacar seu rosto e braços. Após vários tratamentos sem sucesso, sua dermatologista insistiu que fizesse psicoterapia, alegando que "psoríase pode ter um fundo emocional".

Chegou à sua primeira consulta sem entender por que as manchas em seu corpo haviam crescido tanto. Procurava um emprego, desesperadamente, porque a reserva da mesada que recebia, do agora antigo amante, estava prestes a acabar. E eram elas, as tais manchas, tão aparentes, que a impediam de conseguir um emprego, pois todos temiam que as lesões fossem contagiosas.

Os alunos traziam o caso com detalhes à supervisão, para o meu sofrimento. "Ela não conseguiu o trabalho que queria de secretária, só a admitiram na área da limpeza, e ela está com dificuldades de aceitação"; "Ficou muito deprimida por ter negado novamente contato com o ex-amante"; "Estamos reforçando positivamente o comportamento de ser independente, mesmo em trabalho de limpeza, de que não gosta".

As manchas de psoríase não regrediam, claro, e a minha agonia só aumentava. Uma pessoa obsessiva se incomoda muito com situações sem saída, e a tendência é ficar voltando repetitivamente ao pensamento, buscando se aliviar com alguma alternativa, como se fosse uma espécie de disco quebrado. Essa sou eu, e imaginem como minha cabeça ficava na passagem do caso da senhora manchada! Eu pensava em um milhão de saídas possíveis para ela se adaptar: achar um marido bacana, virar freira, pelo amor de Deus! Inicialmente, acabei me aliando aos terapeutas e, por que não, à família dela, afinal, permanecer na posição de amante não parecia ser uma saída possível para ninguém ali. Eu mesma era particularmente contaminada pela regra do casamento romântico, que recrimina muito a infidelidade. E foi o estudo do comportamento humano que me possibilitou um entendimento além da minha própria construção.

Nas aulas teóricas, aprendíamos que todo comportamento tem a sua história de construção, e ele só se manteria se as forças que sobre ele atuassem trouxessem algum tipo de ganho, nem que fossem ganhos imaginários, ou mesmo a retirada de sofrimento. Não é natural manter--se em um comportamento de sofrimento se há outras opções. Dessa forma, no caso da nossa paciente, os ganhos com as regras familiares, morais e religiosas de que é errado ser amante deveriam ser mais significativos do que os ganhos que tinha como amante para que se mantivesse bem com sua escolha.

Durante o tratamento, os aprendizes de terapia comportamental lutavam bravamente para que ela se adaptasse, mesmo com todas as perdas. O conhecimento da análise funcional do comportamento humano me deu subsídios para entender o meu desconforto. Muitas vezes, o incômodo chega antes da consciência. Assim, em determinado momento, no meio da supervisão, senti-me desgarrar da garota de 25 anos cheia de regras e soltei:

— Gente, mas qual é o problema mesmo de ela ser amante?

— Problema? Não estamos fazendo julgamento moral. Ela não quer mais.

— Ela não quer mesmo?

— Pode até querer, mas não pode.

— E por que ela não pode? O que controla o comportamento dela e o nosso?

— ...

Os alunos se defenderam, mas a supervisora, que tinha o hábito de mexer nos óculos quando achava algo interessante, mexeu e soltou isso que chamamos de "comportalmentalês":

— A Cecília está questionando se as regras da família da paciente não estão em consonância com as regras de vocês e, logo, a terapia pode representar um estímulo delta que faz a paciente não emitir uma resposta mais adaptativa para ela mesma.

Ou seja, até para dar um retorno aos terapeutas, a terapia analítico-comportamental consegue ser direta e sem julgamento, logo, bem mais empática. A regra de que ser amante é errado é tão reforçada socialmente e tão apropriada pelo contexto de regras dos terapeutas, que eles não conseguiam centrar-se em uma análise mais neutra do caso. A paciente não conseguia se impor para sua família e para a sociedade da forma como seria melhor para ela viver. E o que mais me agredia era estarmos reproduzindo esse padrão de superioridade das regras da sociedade em terapia, inibindo sua expressão mais natural, que o corpo, que não se engana fácil, insistia em mostrar.

Acho incrível como as pessoas têm medo dos efeitos das medicações, de mudar o que são, mas nem imaginam o quanto um processo terapêutico malconduzido pode ser cruel. Já imaginou quantos estímulos sutis contaminam nossas escolhas sem nem ao menos percebermos?

Seguir automaticamente um terapeuta, um guru, um livro de autoajuda, seus amigos, sua religião pode ser bom, ou pode ser péssimo, mas uma coisa é certa: nada disso remete à liberdade. E não afirmo que liberdade é ter todas as escolhas, mas, sim, minimamente, conhecer os processos que controlam nossas escolhas e, consequentemente, o mais importante: saber identificar as escolhas que conseguimos bancar.

Entrar nesse nível de abertura em que há um respeito imenso pela história e pelos limites do outro, permanecendo o mais neutra possível, apesar das minhas crenças, é uma busca que me acompanhou desde aquele dia. A terapia comportamental me mostrou, na prática, que todas as formas de os seres se adaptarem são válidas, afinal, estão se adaptando com o que têm. E isso é o natural. O profissional de saúde mental abre as possibilidades, sendo apenas mais uma força na equação, longe de conter qualquer verdade. Acredito que essa conduta seja o mais profundo nível de empatia que podemos alcançar, ensinada por uma linha de terapia tida por alguns como científica, fria e superficial. Curioso isso.

E sabem o final dessa história? A "minha" amante encontrou-se. Voltou a se comportar da forma como se sentia bem, tolerou a repreensão inicial da família – que se converteu em aceitação posterior – por ter aprendido, na terapia, a possibilidade e a habilidade de colocar de forma assertiva como gostaria de viver. Lembro, inclusive, de também ter se colocado para o amante, garantindo para si uma aposentadoria vitalícia. Depois que a rota foi modificada, a paciente evoluiu rapidamente e logo teve alta da terapia, levando consigo todas as nossas manchas.

CAPÍTULO II

MAS POR QUE EU SOU ASSIM, DOUTORA?

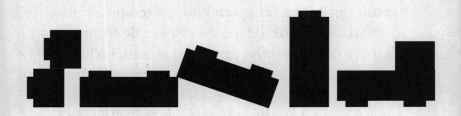

A ciência é uma disposição de aceitar
os fatos mesmo quando eles são
opostos aos desejos.

Burrhus F. Skinner

No dia a dia da clínica, vejo pacientes profundamente assustados com as alterações no seu comportamento devido a algum sofrimento psíquico ou transtorno mental:

— Doutora, como posso ter tanto medo de morrer? Sei que não tem lógica!

— Doutora, por que não quero mais viver? De onde vem esse sentimento?

— Oh, doutora, sinto um buraco tão grande depois que ele me deixou, mas, racionalmente, o relacionamento nem era bom. Como assim?

Fico me perguntando se essas dúvidas existiriam se eu tivesse outra especialidade, se trabalhasse com outros sistemas corporais.

— Você tem diabetes.

— Mas por que meu pâncreas fez isso comigo, doutora? Que estranho!

Não... creio que em nenhuma outra área do corpo paira tanto mistério quanto no cérebro. A mistura da ideia de mente com algo espiritual, com tudo, afinal, é a lente de como nos enxergamos no mundo. Associamos o funcionamento cerebral com a nossa identidade mais profunda, o nosso ser. Acreditamos que ser como somos em algum nível é imutável, e esse pensamento nos dá segurança. Temos toda uma ideia de como nosso ser age, a despeito das influências do tempo, do meio, das relações. Vejo pessoas afirmando "eu sou assim" com uma certeza inquestionável.

Os gregos tentavam se tranquilizar? "Conhece-te a ti mesmo". Se lermos como uma possibilidade, esse princípio pode tranquilizar. O autoconhecimento traz ganhos, claro. Lembro, porém, de ainda muito nova ler um conto chinês que me abriu possibilidades. O conto adotava a filosofia taoísta do "não ser".

Observando uma carruagem, o sábio questionava se o cavalo era a carruagem, se as rodas eram a carruagem e ia perguntando se cada parte da carruagem era a carruagem, no que o discípulo sempre afirmava que não. O sábio fazia o discípulo concluir que a carruagem não existia por si só, sem suas partes. Ai, que frio na barriga! Como seria não ser eu? Ser o conjunto de tudo que me compõe e não uma unidade, é maravilhoso, imutável? E se eu sofresse um acidente grave e mudasse um pedaço do meu cérebro, quem seria eu, afinal?

E a verdade é que essa "carruagem" pode até ser única, mas vai se modificando o tempo todo de acordo com os estímulos que recebe, sendo que o início dessa construção começa mesmo antes de nascermos.

Caro leitor, vou dar uma de Machado de Assis e fazer um alerta direto a você. Teremos algumas páginas neste capítulo descrevendo a complexa formação do comportamento humano à luz de alguns dados científicos. Caso não seja tão estimulante para você, ir para o capítulo III pode ser uma escolha.

Gosto de iniciar as consultas perguntando sobre a história familiar ancestral. Há muitas características de temperamento e de transtornos mentais que são herdados, isso é bem estabelecido; uns mais, outros menos.

Interessante sabermos se a pessoa foi desejada, como foi a gravidez de sua mãe, pois, ao contrário do que se pensava, todo esse ambiente intrauterino pode influenciar nossa configuração, incluindo, por exemplo, alterações no eixo hormonal do bebê e influência em receptores cerebrais em formação.

Aí nasce o bebê. Parto normal ou cesárea? Se normal, esse indivíduo começa a construir, de imediato, uma microbiota intestinal de bactérias maternas adquiridas na passagem pelo canal vaginal, bem superiores em qualidade do que a de quem nasceu por cesárea. Sim, hoje se sabe que uma microbiota saudável interfere na saúde mental por meio de vários mecanismos, e ela sofre intensa interferência do meio. Mesmo a amamentação interfere bastante na microbiota, assim como a qualidade dos alimentos que essa criança vai ingerir nos próximos meses, após nascimento. Só para terem ideia do impacto, há estudos relacionando melhor desenvolvimento cognitivo em crianças que foram amamentadas.

Mas quando falamos em desenvolvimento cognitivo e emocional de uma pessoa, nada parece ser mais impactante do que o ambiente afetivo em que esse bebê é inserido. Claramente, o vínculo afetivo é o principal fator de desenvolvimento de um infante. Por isso, o tratamento de mães deprimidas é essencial não só para elas, mas para se preservar o desenvolvimento da criança, pois a distância afetiva do filho pode ter repercussões ruins para a saúde mental do mesmo ao longo de sua vida.

Interessante observar como somos flexíveis nos primeiros anos de vida. O bebê humano vem ao mundo com uma cabeça enorme, o que, inclusive, pode dificultar o parto natural, justamente por conter bilhões de neurônios, ainda pouco estruturados em suas funções. Essa falta de estrutura é boa? Maravilhosa para a flexibilidade de um ser. Ao longo da infância, perdemos grande parte dos neurônios, mas os restantes vão se consolidando em redes neurais especializadas que podem ser muito diferentes, de acordo com o estímulo ambiental. Vejam quanta capacidade de adaptação! Apesar de o bebê já trazer tendências de temperamento decorrentes da genética e do ambiente intrauterino, a interação com o ambiente é bastante intensa. Por isso, hoje é desnecessário discutir o que é intrínseco do bebê e o que é construído no ambiente, visto que os estímulos externos interferem diretamente na produção de neurotransmissores, na expressão de proteínas, o que vai afetando a forma como as vias cerebrais vão sendo construídas.

Estudos com gêmeos monozigóticos, ou seja, que têm a mesma carga genética, mostram tendências muito semelhantes para transtornos mentais, mas longe de haver concordância absoluta. Se você convive com gêmeos idênticos, sabe que podem ser bem diferentes na sua interação com o mundo. E, por outro lado, a filosofia da tábula rasa, segundo a qual o ser humano seria somente o produto das suas experiências de vida, está longe de ser verdadeira. E para invalidar ainda mais essa disputa entre as influências herdadas ou adquiridas, há estudos que demonstram que o ambiente pode influenciar os produtos dos genes, conhecido por epigenética. Apesar do comportamento não causar mudanças no DNA, as proteínas por ele produzidas podem ser modificadas nesse processo, e inclusive passadas para os descendentes. Nesse sentido, são bem interessantes os estudos da influência de traumas precoces na ativação e desativação de genes.

O consenso é que a primeira infância é o período de ouro na nossa construção. Eu adorava tratar crianças, pois as mudanças eram enormes em um curto período de tempo. Impressionante! E não me refiro a mudanças relacionadas somente ao uso de medicações. Há melhoras fantásticas quando os pais, ou quem emite mais comportamentos para a criança, são adequadamente orientados. Mas, claro, temos o lado oposto... histórias de privação afetiva, de um estilo parental inadequado e de pequenos e grandes traumas que podem causar um impacto absurdo por toda a vida. Estudos relacionam eventos de vida estressantes precoces com maior índice de todos os transtornos mentais, inclusive com o suicídio.

Mas a boa notícia é sabermos, à luz dos estudos atuais, que a flexibilidade mental dura por toda a vida, embora bem menos intensa. Assim, adultos continuam com a neurogênese, a produção de novos neurônios, em determinadas regiões cerebrais. Há alguns fatores ambientais que se relacionam com esse estímulo à renovação cerebral, por exemplo, a atividade física regular e o controle de estresse por meio de psicoterapia ou de medicações. Sim, as medicações antidepressivas que muita gente insiste em dizer que destroem o cérebro, na verdade, têm um efeito de estimular a produção de neurônios novos. Na realidade, é o estresse crônico que tem efeito avassalador sobre nosso cérebro, reduzindo proteínas protetoras cerebrais e favorecendo a atrofia de neurônios.

O aprendizado de que somos flexíveis, mas de que essa flexibilidade vai caindo com o tempo, pode gerar um entendimento menos categórico do nosso funcionamento e do outro. Quantas vezes julgamos que o outro não tem nenhuma condição de mudança? Pelo contrário, por quanto tempo esperaremos mudanças que, pelo histórico de vida, podem ser limitadas? E o mais triste é ver a enorme confusão que a nossa flexibilidade cerebral propicia aos transtornos mentais. Muitos ainda acreditam que todas as doenças mentais podem melhorar "por força de vontade", além das crenças mais preconceituosas possíveis, que as relacionam com "fraqueza" e "acomodação".

Por isso, na prática diária do consultório, encontro tantos pacientes culpados, sem entender como não conseguem mudar, mesmo sabendo que poderiam viver de forma diferente. Além das marcas que carregamos da nossa história, ainda são muitos os fatores ambientais que interferem no presente, mantendo-nos em determinada configuração.

NÃO, NEM FREUD EXPLICA TODO O COMPORTAMENTO HUMANO

A ciência não é uma ilusão, mas seria uma ilusão
acreditar que poderemos encontrar noutro lugar
o que ela não nos pode dar.

Sigmund Freud

Quando estamos diante de uma reação humana inusitada, ao brincarmos que "só Freud explica", trazemos um dado histórico. O estudo de que nossos comportamentos atuais são influenciados pelo nosso histórico de vida encontrou grande evolução com a teoria psicanalítica, e teve impacto inclusive na nossa cultura. Vários aspectos do comportamento do indivíduo começaram a se associar com seu histórico de vida, e essa associação é a base de várias linhas de Psicoterapia. Uma das maiores críticas à Psicanálise diz respeito a uma teoria de funcionamento cerebral, a presença de um inconsciente com vida própria e controlador de nossos atos, que encontra validação pela própria prática dos analistas, em um movimento circular de confirmação. Freud mesmo relatava que, com o avanço da ciência, muito mais seria desvendado, porém, a própria construção da teoria acaba sendo um impeditivo para metodologias mais objetivas, quantitativas, quando o foco é colocado em causas mentais e não no comportamento humano em si.

Estudar o comportamento humano de forma mais científica era necessário, e um marco nesse sentido foi a atuação do professor de psicologia da Universidade de Harvard, B. F. Skinner, que fundou uma escola de pesquisa experimental em psicologia onde desenvolveu a Análise do Comportamento Humano. O objetivo deste livro não é ser histórico, muito menos quero que se pareça com um artigo científico. Acredito apenas que o conhecimento mais racional de como funcionamos pode trazer grandes benefícios para a nossa relação com o mundo, menos contaminada por crenças e regras muitas vezes sem sentido e, o pior, que geram sofrimento para nós. A objetividade pode ser um recurso, inclusive, muito humano diante da nossa tendência de rotular, julgar e generalizar. A ciência tem suas falhas, claro, pois é mutável de acordo com a evolução dos métodos, mas ainda é, no mínimo, uma boa direção.

Como não começar por ele, Darwin? Tenho um amigo, filósofo, que odeia quando, nas discussões, comparo os comportamentos do ser humano aos de um rato. Hein? Comparar não é reduzir. Todo ser vivo, em sua evolução, interagiu com as consequências da seleção natural – processo no qual o meio ambiente atua como um selecionador de características, com a persistência de organismos mais aptos a sobreviver em determinado contexto. Porém, na atualidade, o mais interessante é entender a seleção comportamental do ambiente agindo na nossa construção diária como ser humano.

Obviamente, não são feitos estudos de privações ambientais com crianças humanas, mas existem situações extremas na história, trágicas, nas quais crianças foram criadas isoladas de convívio humano, ou mesmo cuidadas por animais. Uma história bem estudada e documentada foi a de um menino de aparentemente 12 anos que foi encontrado por caçadores nos bosques da França em 1799, chamado de Victor de Aveyron. Não falava, seus olhos não se fixavam e ele não demonstrava expressão afetiva. Apesar de intensamente estimulado pelo educador francês Jean Itard, nunca desenvolveu a fala. E confirmando estudos posteriores da importância do afeto das relações sociais, parece que os maiores avanços foram alcançados pela governanta que cuidou dele, Madame Guérin, com quem aprendeu a sorrir e a dar carinho.

Uma das grandes contribuições de Skinner foi discriminar os diferentes níveis de seleções pelas quais passamos, desde anteriormente como espécie, a filogenética, e, sobretudo, como ser individual em constante interação com o ambiente, sendo influenciado por ele, chamado ontogenética. Basicamente, comportamentos são selecionados pelas consequências que geram. Meu filho, com menos de três anos, foi mais bem atendido em casa e na rua depois que aprendeu a usar "por favor" antes dos seus pedidos. Dessa forma, esse comportamento foi selecionado e tende a se manter, caso o ambiente não mude substancialmente. Talvez, na adolescência, o ambiente social reforce outro tipo de resposta e isso mude. Vou desfrutar até lá!

Entender as forças que atuam em determinado comportamento, aumentando ou reduzindo sua probabilidade de acontecer com a nossa ação, pode ser uma ferramenta de mudança poderosa. Nos relacionamentos de casal, por exemplo, muitas vezes recebo a queixa de que o parceiro não faz determinadas tarefas, sobrecarregando o outro, o que gera conflitos. Acontece que, enquanto uma tarefa está sendo feita por alguém, o outro encontra-se naturalmente adaptado a isso. Quando esclareço esse funcionamento, muitos dos sobrecarregados reveem o comportamento de reclamar, de se estressar e, simplesmente, param de realizar a tal atividade em questão. Se a tarefa for importante para o outro, naturalmente ele vai assumi-la. Assim como qualquer animal, somos movidos pela necessidade.

Porém, diferentemente dos outros animais, o homo sapiens tem um aparato fisiológico chamado faringe e cordas vocais, além de um neocórtex volumoso, que nos permite falar, memorizar, escrever, e então passamos conhecimento por gerações. Construímos, assim, os últimos níveis de seleção do comportamento humano: o social e o cultural. Interessante como a influência das regras sociais e da cultura em que estamos inseridos nos nossos comportamentos individuais vai construindo a forma como pensamos. Pode parecer estranho, mas a nossa subjetividade é muito social.

Mas calma aí, ser de córtex avantajado e detentor de conhecimento acumulado! Anteriormente, fomos selecionados como espécie por termos um sistema primitivo de luta e fuga bem desenvolvido. Nesse ponto, não nos distanciamos tanto do roedor, pois temos o mesmo sistema cerebral de defesa dos mamíferos, chamado de mamário ou límbico. Da mesma forma que um mamífero ativa seu sistema de defesa diante da possibilidade de um predador, também ativamos o nosso quando submetidos a ameaças. Detalhe: ameaças reais e por vezes imaginárias. Pense em um bicho capaz de antecipar e criar problemas como o ser humano!

É interessante essa ambiguidade dentro de nós. Possuímos um neocórtex volumoso, com capacidade para julgamento, planejamento, abstração, linguagem e raciocínios complexos, ao mesmo tempo que essa área se relaciona com nossas emoções, moduladas pelo sistema límbico. Existe uma região em particular, o córtex pré-frontal, que mantém intensas conexões com o sistema límbico e, por isso, tem importante papel na modulação dos nossos estados afetivos. Essa é uma explicação simplificada do nosso funcionamento cerebral, mas que nos esclarece bastante. Quantas vezes você não sentiu que estava em uma briga interna, aparentemente se convencendo a enfrentar situações incômodas irracionais? "Fica tranquilo. Se ele/a não responder, não é o fim do mundo"; "É só uma turbulência, não estamos caindo"; "Calma, você já fez isso antes".

Estudos com neuroimagem nos ajudaram a entender o funcionamento cerebral humano, pois permitem que tenhamos uma ideia do que acontece sem que precisemos sair cortando cabeças e colocando no microscópio. Meu doutorado foi todo nessa área, analisando cérebros de pessoas ansiosas. Há uma série de estudos que confirmam que diversas estruturas no sistema límbico podem estar excessivamente ativadas nos transtornos ansiosos, em detrimento de menor ativação de algumas áreas corticais superiores, como dentro do nosso querido córtex pré-frontal, responsável por modular racionalmente nossas emoções. E isso dá uma angústia danada. Imaginem um paciente com transtorno de pânico que, com o sistema de defesa ativado, tem certeza de que vai morrer e de que precisa de ajuda! Muito sofrido. O sistema racional não conseguiu ser eficaz na contenção desses impulsos.

É no sistema cerebral de racionalização que, geralmente, a psicoterapia atua. Chamamos de *top down regulation*, ou regulação das estruturas superiores (corticais) sobre as inferiores (límbicas), o que ocorre, por exemplo, quando uma pessoa está ansiosa demais para uma apresentação, minimizando sua capacidade de lidar com essa situação, com medo excessivo, mas o terapeuta trabalha seus recursos para enfrentar a situação, desmistifica as consequências, caso se apresente mal, e possibilita que a pessoa se exponha à situação aversiva de uma forma melhor. Caso o mundo confirme que foi tudo bem, é como se o sistema límbico "se acalmasse" para situações semelhantes a essa no futuro.

Pode ser que, para esse indivíduo citado anteriormente, a psicoterapia, estimulando seus mecanismos de *top down regulation*, tenha conseguido levá-lo a superar seus medos. Aí esse indivíduo vê um amigo na mesma situação e logo manda seu conselho: pare de tomar medicações! Isso se resolve com psicoterapia! Ou com uma religião! Ou com enfrentamento bruto...Enfim, alternativas ao uso da medicação tida como deletéria e para "fracos". Acontece que o amigo tem uma história de vida diferente, de repente, com uma privação materna terrível ou, quem sabe, uma genética familiar forte para a ansiedade, ou mesmo uma sequência de situações aversivas que se tornaram traumas em situações de falar em público. Nesse caso, o sistema límbico dele pode ser mais ativado ou ter se tornado tão ativado, que a medicação pode ser uma peça essencial para propiciar mudança.

Entendendo minimamente o funcionamento cerebral, percebemos o quanto pode ser absurdo generalizar condutas. A análise funcional do comportamento humano busca entender como o organismo se comporta naquele momento da vida, com todos os estímulos ambientais agindo, e isso é bastante coerente com os estudos em neurociência sobre a interação do nosso sistema cerebral com o mundo. Nesse sentido, a análise comportamental tenta ser o mais objetiva possível, ao mesmo tempo que, ao individualizar ao máximo a conduta, é respeitosa e humana. Assim, quando o paciente questiona angustiado de onde vem seu comportamento, identificamos juntos em sua história os fatores que influenciaram o seu adoecer, sem julgamento, o que sinto ser equivalente a um abraço.

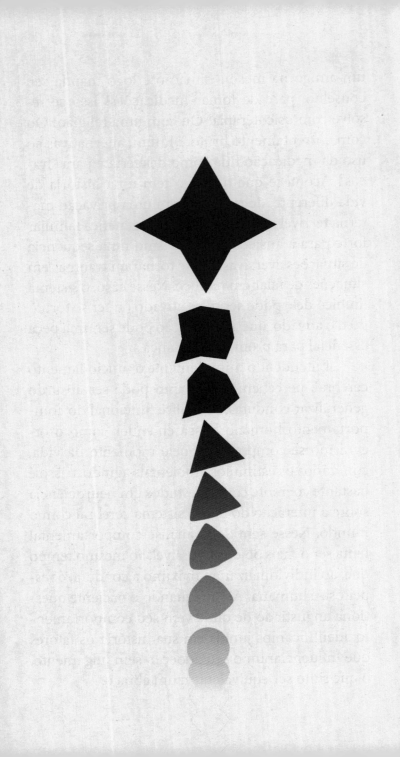

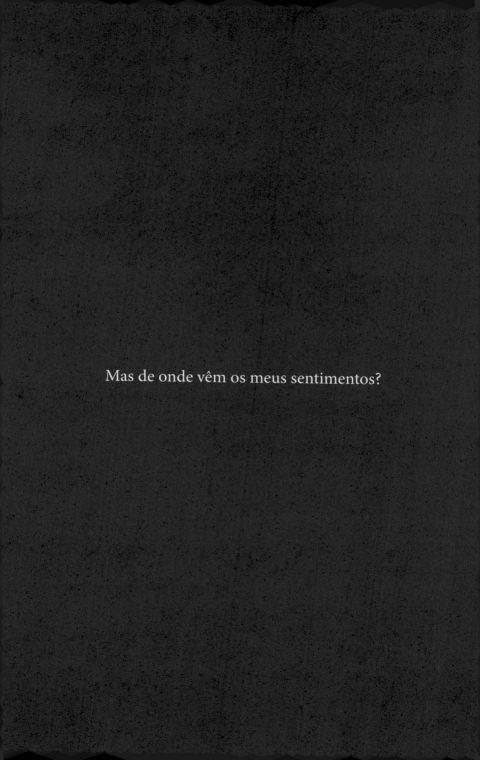

Mas de onde vêm os meus sentimentos?

Nomear as sensações internas que sentimos facilita a comunicação e o entendimento entre as pessoas. Sim, começamos a conhecer os sentimentos pelos sinais que nosso corpo nos dá em determinadas situações. Vejam minha filha. Ela tinha três anos na época em que fomos a um safári. Quando o leão saltou para cima da gente, ela gritou: "Mamãe! Estou apaixonada!".

Ela até que é leonina e bem figura, mas naquele caso ela não se apaixonou nem queria o leão por perto. Ela sentiu a descarga de noradrenalina que faz nosso coração bater forte, nossos olhos se arregalarem, sudorese nas mãos, confundindo os sinais do medo com a paixão. Se mudamos o ambiente e ela tem a mesma liberação noradrenérgica, pode ser que seja paixão. E, assim, vamos colocando nomes para que aprendamos a identificar o que sentimos, de acordo com mudanças corporais e psíquicas relacionadas a acontecimentos.

Muito importante uma criança ser estimulada na identificação de sentimentos, pois certamente terá um desenvolvimento afetivo aprimorado pela maior capacidade de discriminação de seus comportamentos "internos". Interessante perceber, e há diversos estudos linguísticos nesse sentido, como cada comunidade social e cultural vai nomeando seus sentimentos, e o quanto isso influencia nossa percepção do mundo, por vezes bem diferente de uma sociedade para outra. Eu, particularmente, amo a palavra "saudade" em português, mas vários países não têm um equivalente tão expressivo.

Estou explicando a construção do sentimento na criança para chegar a um ponto que acho preocupante: o conceito de que os sentimentos são seres mentais independentes dentro de nós. Quando pergunto para uma pessoa por que agiu de determinada forma, a resposta invariavelmente atribui as atitudes a esses seres abstratos que nos dominam, os sentimentos. "Mas por que bateu no seu filho? Porque estava com raiva." "Por que tentou se matar? Porque estava triste."

Muito comum essa concepção de que os sentimentos causem ou expliquem os comportamentos, minimizando sua relação com o meio onde acontecem. E o que considero grave nisso é ficarmos reféns deles, na medida em que são considerados internos, imprevisíveis e incontroláveis.

"Eu sempre vou me relacionar com pessoas que não prestam porque eu tenho a autoestima baixa". Se pensarmos que autoestima é algo que você tem ou não, e que ela determina suas relações, fica complexo mesmo mudar.

Geralmente, o que recebemos na primeira infância marca demais a forma como interagimos com o mundo no futuro, por sermos mais flexíveis. Quantas vezes atendo pessoas adultas que, mesmo bem-sucedidas, sentem-se uma "fraude" por terem um histórico de cuidadores que as desvalorizavam, seja diretamente ou com um excesso de cobranças que foi gerando uma relação insegura com o meio.

Por outro lado, quando uma criança se comporta e recebe atenção, carinho, entendimento e valorização, temos o fortalecimento de comportamentos e sentimentos ligados ao que chamamos de autoestima. Interessante como esses comportamentos podem gerar na criança mais segurança e criatividade para explorar o mundo, e as chances de o mundo social dar mais *feedbacks* positivos se ampliam, reforçando ainda mais esses comportamentos com sentimentos de autorrealização, satisfação e bem-estar. Skinner já falava que os seres humanos agem no mundo, modificando-o, e são, por sua vez, modificados pelas consequências de suas ações. Claro que existem heranças familiares e temperamentos herdados que podem influenciar a interação com o mundo, mas é lindo pensar que na vida todos temos oportunidade de mudar nossa relação com o mundo, logo, nossas conexões cerebrais.

E a formação de qualquer comportamento vai se transformando, à medida que o ambiente social vai mudando. Assim, é interessante notarmos que um comportamento que foi selecionado em determinado ambiente pode não ser bem adaptado em outro, por exemplo, uma criança que foi valorizada por ser dócil e submissa no ambiente familiar pode sofrer *bullying* no ambiente escolar justamente por apresentar baixa responsividade a agressões.

Além disso, há diferença na aquisição e persistência de alguns comportamentos em detrimento de outros pelos estímulos sequenciados que a pessoa vai recebendo na vida. Vejam meu exemplo: eu tinha facilidade na escola e, por aprender a ler rápido, me pularam de ano, o que seria um absurdo hoje, pois uma das consequências comuns é ser emocionalmente infantil para a sala de aula. Apesar de ser a primeira aluna da turma, tinha dificuldade nas habilidades sociais. Devido à dificuldade em fazer amigos, geralmente, a relação era desproporcional e, por querer muito as poucas amizades que tinha, abria mão de meus desejos, logo o comportamento de agradar o outro foi reforçado. Fazer doutorado foi bem tranquilo, mas difícil mesmo era conseguir ser mais assertiva com os colegas e, depois, com os pacientes, com grande dificuldade em dizer não.

Se alguém me criticasse por não ser inteligente, a probabilidade de me atingir era pequena, mas pensem receber uma crítica por não corresponder socialmente ao outro? Muito difícil. Afinal, tenho autoestima ou não? Depende, para algumas habilidades, sim, para outras, não, e isso pode sempre mudar. Aliás, com muita exposição e psicoterapia, já mudei até demais. Uma vez li que a grande Clarice Lispector preferia sair bonita na foto do jornal do que ter uma crítica positiva dos seus textos. Provavelmente, essa escritora que arrasa desde o seu primeiro romance, inclusive premiado, não deveria ter insegurança, mesmo com sua escrita maravilhosa.

E não, você não é bipolar se seus sentimentos mudam de um dia para o outro. Somos o tempo todo expostos a estímulos ambientais e respondemos a eles. Pense em um dia em que ganhou só estímulos positivos! Fez um trabalho que todo mundo valorizou, recebeu um convite daquela pessoa especial e bastante carinho da família e de amigos. Os sentimentos que virão de forma natural são de que, sim, você é demais, e de que tudo vai sempre dar certo na vida. Pelo contrário, após o término de uma relação, um *feedback* ruim do seu trabalho, você procura e ninguém nem o vê na balada... obviamente, poderá vir sentimento de que a vida pode ser bem difícil para você e talvez se sinta inferiorizado. E por que para algumas pessoas esses estímulos atingem mais do que para outras? Acha que vou responder que umas têm autoestima e outras não? Não! Cada pessoa vem de um histórico diferenciado de reforçamento na vida. Identificar melhor como reagimos aos estímulos é um treino, pode ser ensinado no processo de psicoterapia, e nos ajuda demais a não ficarmos reféns dos sentimentos que os estímulos ativam.

Dessa forma, espero que entendam por que considero superficial quando alguém simplesmente diz para a outra pessoa com problemas de autoestima: "Você precisa se amar". Ou a pessoa ler em um livro de autoajuda que ela precisa mentalizar que é maravilhosa e tudo vai se resolver, ou, ainda, pagar uma fortuna por um final de semana cheio de gritos e frases motivacionais para resolver todo o seu histórico de retornos negativos. Lembram do sistema límbico? Ele é mais antigo e mais "defendido" que o neocórtex, e dificilmente vai acreditar se as memórias que guardou anteriores foram diferentes. A mudança que ele vai entender precisa ser real, sentida. Não é uma questão de se amar ou não, é muito mais uma questão de construir esse amor. Drummond, em toda sua lindeza e sabedoria, já dizia: "Amar se aprende amando".

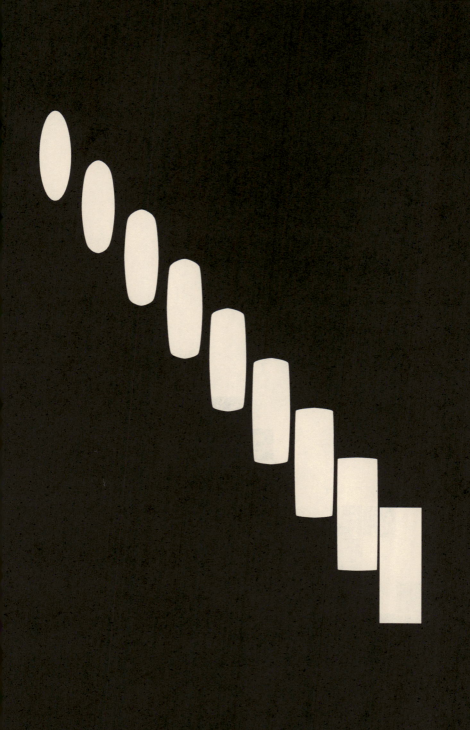

CAPÍTULO III.
REGRAS: UM BEM NECESSÁRIO?

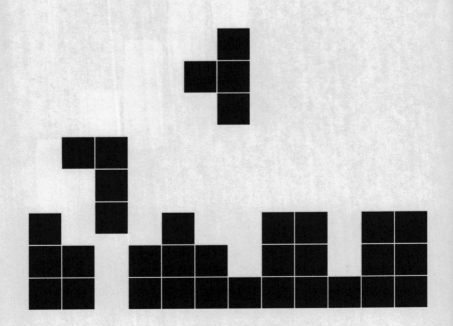

E, antes de aprender a ser livre,
tudo eu aguentava,
só para não ser livre.

Clarice Lispector

Até o momento, discutimos a complexidade da formação dos comportamentos humanos, desde as heranças de espécie até a influência do meio cultural, sempre passando pela seleção dos comportamentos mais adaptados para determinado meio. Porém, temos um grande problema na forma como fomos selecionados ao longo do tempo, uma espécie de falha em nossa programação. Fomos selecionados para buscar estímulos positivos imediatos e para fugir de estímulos aversivos o tempo todo. Útil? Para a sobrevivência, essencial, mas para o nosso ambiente atual, complexo. Basta imaginar a variedade de guloseimas com que você poderia se deliciar todos os dias, mas que precisa evitar para ter ganhos em sua saúde em longo prazo. Não é à toa que muitas vezes é difícil emagrecer. Complicado fugir dessa tendência primitiva.

Mas o ser humano desenvolveu um comportamento de grande sucesso adaptativo no mundo – a fala – que naturalmente ajudou a passar conhecimento de uma pessoa para outra, sem que os indivíduos precisem vivenciar todas as experiências. Com a fala, conseguimos ensinar ao outro que algumas ações geram determinados comportamentos, e isso foi um grande recurso para lidar melhor com a nossa tendência pela busca do prazer imediato. Dessa forma, com a fala, também começamos a dizer aos outros o que fazer e não fazer na vida, ou seja, as nossas regras.

O comportamento de seguir regras trouxe saltos evolutivos imensos. Basta pensar que o homem não precisa se ferir todas as vezes que mexer com fogo, pois nossos pais já nos avisam: "Não encosta que queima!" Na verdade, o filhote humano nem passaria da primeira infância sem regras e vigilância. Também, com as regras, aprendemos que determinadas atitudes precisam ser tomadas no momento, mesmo sem relação imediata com os benefícios futuros, por exemplo, fazer atividade física regular para ter boa longevidade. Imaginem também o quanto ganhamos em evolução por usufruirmos de todo conhecimento que as gerações anteriores passaram: a ciência, a cultura e toda uma diversidade de conhecimento acumulado, hoje acessível em uma simples pesquisa no Google.

Não faltam ganhos para justificar a presença das regras em nossas vidas, mas imaginem quantos efeitos colaterais podem surgir devido a elas! Se falamos em comportamento governado por regras, estamos falando de pessoas que obedecem a ideias e padrões, que podem ser benéficas a outras pessoas, com boas ou más intenções. Pensem nas ideologias políticas e nos regimes totalitários de toda ordem. E mesmo em regimes tidos como democráticos, pensem em regras opressoras que persistem em nosso consciente ou não, por exemplo, as regras do machismo: "Mulher com muitos parceiros não tem valor"; "A mulher é a responsável pela criação dos filhos e pelos cuidados com a casa"; "Homem não pode demonstrar fraqueza". Os prejuízos do machismo para toda a sociedade são claros, mas ainda precisamos de muita crítica e novas experiências para superá-los.

Uma regra como "não pode enfiar o dedo na tomada" é fácil de ser entendida como vantajosa, pois busca nossa sobrevivência. Uma vacina que precisa ser tomada também, pois, apesar de o ganho ser em longo prazo, a maioria das pessoas confia na ciência médica para nossa proteção. Difícil é se começarmos a pensar em toda sorte de comportamentos que são desejados pela nossa família, pela sociedade e que, muitas vezes, não são naturalmente benéficos para nós, mas reforçam os comportamentos dos outros, ou pior, as regras dos outros.

Uma vez atendi uma senhora muito deprimida que sempre foi a "cuidadora" da família, solteira, e sempre morou com os pais, agora idosos. Quando ela se abriu para viver outra vida e querer viajar, namorar, foi duramente criticada pelos pais e irmãos. A regra era que "filha não abandona os pais". E, sim, outra regra machista associada: "É mulher que cuida dos pais". Tinha quatro irmãos homens que se beneficiavam dessas regras, vivendo eles a vida deles sem as demandas dos pais. E, todas as vezes que ela fazia qualquer movimento para ter reforços positivos para ela mesma, vinha um sentimento grande de culpa, reforçado pelos pais e seus irmãos, que, obviamente, deixaram de ter seus ganhos imediatos de sua dedicação à família. Sem prazer na vida e sem saídas, a depressão ganhou força. Observem que essa paciente deprimiu por ter tentado sair das regras que seguia, buscando outra relação com o mundo. Se ela se mantivesse adaptada às regras anteriores, sem questionar, de repente alimentando sentimentos de felicidade em servir, reforçando sua função na família, poderia nem ter deprimido. Percebam o quão complexa é a nossa interação com as regras. Qual a melhor escolha? Depende do caminho em que estamos e, sobretudo, o caminho em que conseguimos estar.

Do ponto de vista evolutivo, para piorar essa nossa tendência de colocar regras em tudo, o nosso cérebro tem grande afinidade com comportamentos que geram segurança. Vamos retornar ao nosso sistema límbico! Ele foi selecionado para nos proteger e é ativado ao sinal de qualquer falta de controle. A incerteza sobre o futuro pode ser estimuladora na experiência humana, mas, em grande parte das vezes, fugimos dela, por ser aversiva ao nosso instinto de proteção. A ansiedade, por exemplo, que é o comportamento de antecipar o futuro para nossa proteção, mostra-se cada vez mais patológica na nossa sociedade. Hoje, temos tantas opções de como seguir nossa vida, que por vezes nos sentimos angustiados. Atendo pacientes tão ansiosos que preferem viver em uma experiência ruim, mas certa, do que bancar o risco da mudança. A chamada "zona de conforto" pode ser muito reforçadora. E, nesse sentido, as regras tornam-se bem atraentes, antecipando como devemos agir para ter êxito na vida. Ter um caminho "certo" para seguir acaba nos reconfortando. Contudo, ao mesmo tempo que ser controlado por regras nos acalma, se as seguimos sem qualquer crítica, podem trazer muitos prejuízos também.

"Doutora, se ele me amasse, nunca me trairia". A primeira questão aqui é aquela atribuição de comportamentos aos sentimentos que falei no capítulo anterior. Tratamos o amor como um ser imutável, independentemente das circunstâncias. Algo que você tem ou não pelo outro. A segunda questão diz respeito às regras que nós atribuímos aos sentimentos, esquecendo, inclusive, que podem ser bem diferentes de um indivíduo para o outro. Pode ser que, para você, amor só exista se há fidelidade absoluta. Se você generalizar essa regra, terá certeza de que o outro não o ama se houver traição, e sofrerá não só pela traição, como também pela falta de amor. Assim, podemos nos distanciar muito do que o comportamento de infidelidade representou na prática nesse caso, e sofremos pelo conceito que criamos. Sofrer por algo que nós mesmos criamos é, no mínimo, curioso. Entenda, não quero com esse exemplo colocar nenhuma regra minha, de que, por exemplo, infidelidade é algo superficial para ser confundido com amor. Você pode muito bem ter suas próprias regras e ser satisfeito com elas. Gostaria apenas que pensasse nas inúmeras associações que recebemos em forma de regras e que, muitas vezes, nem questionamos.

Quantas vezes, no consultório, atendo pessoas que mudam a vida, para pior, por causa desse tipo de regra. "Doutora, não amo mais meu companheiro porque senti atração por outra pessoa, logo preciso me separar". Dependendo da formação que a pessoa recebeu, esse encadeamento de regras pode fazer sentido e ditar as escolhas da pessoa. Ela pode, por exemplo, sair de uma relação que era reforçadora, satisfatória para ela, e sofrer consequências ruins dessa decisão. Esse tipo de atitude, vinculada mais a uma ideia do que às consequências naturais, é o que denominamos comportamento alienado.

Acho interessante como a área de relacionamentos interpessoais traz uma das maiores demandas de regras. Precisamos admitir: é muito difícil se relacionar sem ter o menor controle do que seja o outro. Recorremos a inúmeros livros que prometem influenciar pessoas ou que classificam as diferentes naturezas humanas, estudamos eneagrama, lemos o horóscopo... enfim, tentamos ao máximo limitar nossa falta de controle angustiante nesse quesito. E o curioso é que há, sim, várias pessoas que se comportam de forma semelhante quando expostas a determinadas demandas; afinal, partimos da mesma filogenética, e algumas reações comportamentais aos estímulos são bem próximas se formos submetidos a situações semelhantes de vida, dentro do mesmo ambiente social. Eu já vi alguns influenciadores digitais de conquista vendendo regras que podem realmente funcionar para algumas pessoas. Mas não se esqueçam de que o outro é homo sapiens, um ser de cérebro flexível a vida toda, extremamente influenciado pelo ambiente em que interage e que pode sempre mudar. Quantas vezes as pessoas olham para trás e não entendem como estavam em determinada relação afetiva! Sim, o poder da interação de estímulos agindo o tempo todo em nós.

Por outro lado, ao mesmo tempo que vemos indivíduos extremamente apegados a certas regras, vemos o contrário: a regra de não aceitar regras. Lembro de algumas pacientes revoltadas com o modo de vida da mãe, que aceita, nos dias de hoje, ser submissa ao marido. Eu pergunto a elas se a mãe conseguiria ser mais feliz se seguisse o aprendizado da filha de se libertar do casamento. Muitas foram reforçadas para manter o casamento por uma vida inteira, pela família, pela sociedade, pela religião, pelo pavor de ficar só, enfim. Meus pacientes homossexuais têm toda minha empatia quando desejam simplesmente que seus pais aceitem sua orientação sexual e seus parceiros de forma natural, afinal, as regras contra a população LGBTQIA+, na nossa história, são as mais alienadas possíveis. Porém, trabalho com o outro lado também e me sensibilizo com pais que receberam regras tão rígidas sobre sexualidade que, por mais que desejem o bem dos filhos, encontram muita dificuldade em aceitar as contingências. Precisam de ajuda, não julgamento.

Afinal, quais regras seriam melhores para nós? A regra familiar, a regra religiosa, a do nosso grupo social, a dos livros de filosofia, a dos cursos de autoajuda e de desenvolvimento pessoal, a do astrólogo, a do blogueiro, a do terapeuta? E que tal um mundo sem regras? Como sobreviver sem os prejuízos? Em um momento em que temos acesso a tantas opiniões e dados, somos influenciados por uma série de estímulos de que não temos a menor consciência. Muitas vezes, saímos de uma regra para entrar em outra, acreditando que agora somos realmente livres. Se o acreditar é válido, imagine o saber.

CAPÍTULO IV

ANTES DA CIÊNCIA, NIETZSCHE JÁ SABIA

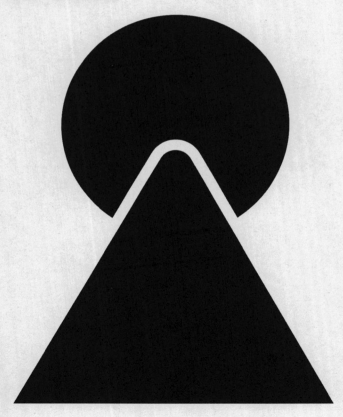

O que é de grande valor no homem
é ele ser uma ponte,
e não uma meta;
o que se pode amar no homem é ele ser uma
passagem e um acabamento.

Nietzsche

Antes de fazer medicina, antes de ser psiquiatra, antes de estudar o comportamento humano e me especializar nisso, eu tinha uma base de conhecimento, bem autodidata e limitada, que adquiri das minhas fugidas na hora do recreio para a biblioteca da escola. Sim, até o comportamento de dificuldade social traz outros ganhos. Li livros que me influenciaram para sempre. Nunca me esqueço do dia em que encontrei aquele livro: Ecce Homo. Que nome exótico. Vou ler. Simplesmente, era o último livro de Friedrich Nietzsche, em que ele avalia toda a sua obra. Tinha partes que eu não entendia nada, partes que até eu sendo uma menina de quatorze anos sabia que ele estava delirando, e, sim, aquele ser peculiar dizendo que o seu principal legado estava em um livro chamado Assim falou Zaratustra. E encontrar-me com Zaratustra fez que eu nunca mais conseguisse idolatrar ninguém, ou nada. Brinco que Nietzsche tirou minhas ilusões da juventude. Quando começava a acreditar que uma filosofia, um ídolo, uma religião ou um escritor tinha a verdade do universo, lá vinha a lembrança desse personagem exótico que, depois de dez anos nas montanhas, desce para a humanidade com uma mensagem diferenciada. Ele não quer ser a verdade de ninguém. Quando perguntado pelos homens sobre qual caminho seguir, dizia simplesmente: "Este é agora o meu caminho; onde está o vosso?".

Interessante como a descoberta desse caminho para Zaratustra está mais vinculado à nossa sequência de experiências na vida do que a uma regra preestabelecida:

Cheguei à minha verdade por muitos caminhos e de muitas maneiras; não subi por uma escada só à altura donde os meus olhos olham ao longe.
E nunca perguntei o caminho sem me contrariar – sempre fui contrário a isso —, sempre preferi interrogar e submeter à prova os próprios caminhos.[1]

A base da terapia analítico-comportamental foca mais no aprendizado pela experiência, pelas consequências, e menos pelas regras, que podem ser, inclusive, massacrantes quando não questionadas. No livro, há a descrição de como a vida pode se tornar um peso enorme quando somos carregados por um excesso de regras.

Quase no berço ainda nos dotam de pesadas palavras e pesados valores: "bem" e "mal" — assim se chama o patrimônio. Por causa dele nos desculpam viver.[2]

Além disso, antecedendo à teoria behaviorista dos níveis de seleção, filogenético, ontogenético, nas dimensões pessoal e social, detalha que alguns comportamentos são próprios do homem,

NIETZSCHE, FRIEDRICH. ASSIM FALOU ZARATUSTRA. 1. ED. LEBOOKS, 2019. P. 184. E-BOOK. [1]
NIETZSCHE, FRIEDRICH. ASSIM FALOU ZARATUSTRA. 1. ED. LEBOOKS, 2019. P. 181. E-BOOK. [2]

são herdados. Ao mesmo tempo, reflete sobre a importância de identificar o que é bem e o que é mal para cada um, considerando tanto essa tendência herdada quanto a história de vida.

E, na realidade, muitas coisas que nos são próprias são também pesadas de levar!
Mas aquele que diz: "Este é o meu bem e o meu mal", esse descobriu-se a si mesmo. Com isso faz emudecer o míope e o anão que dizem: "Bem para todos, mal para todos".[3]

E, antes que os estudos de neuroimagem confirmassem nosso sistema límbico emocional e suas conexões com o neocórtex racional, em linguagem poética, Zaratustra já descrevia a dificuldade em conciliar a regulação dessas vias na busca do autoconhecimento.

NIETZSCHE, FRIEDRICH. ASSIM FALOU ZARATUSTRA. 1. ED. LEBOOKS, 2019. P. 182. E-BOOK. [3]

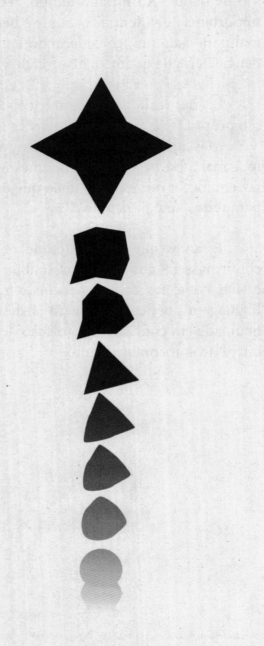

O homem é difícil de descobrir, e ainda mais
para si mesmo; a inteligência mente amiúde
acerca do coração.[4]

Mas o que vemos na prática não é a busca pelo conhecimento do que controla nosso comportamento e quais fatores são envolvidos para cada um. Encontramos em toda a história da humanidade pessoas que fazem todo o esforço para serem veneradas dentro de determinada verdade, sejam profetas, gurus, escritores e agora os *influencers* digitais.

Dentro dessa classe de pessoas, existem alguns que realmente acreditam que determinado caminho, que fez bem a si mesmo, seja o caminho de todos e queiram dividir a experiência. Acordar às cinco horas da manhã e fazer atividades físicas e mentais transformou a vida de um sujeito deprimido e, ao divulgar esse método, ganhou uma legião de seguidores com o livro O milagre da manhã, em português. Muito bom para a minoria que leu o livro e se beneficiou ao aplicar regularmente seus ensinamentos. O que se nota, porém, é que grande parte das pessoas e instituições que trabalham com desenvolvimento psíquico acaba por se aproveitar do sofrimento humano para ter todo tipo de ganho, sobretudo financeiro. Reparem o quanto alguns gurus ainda apresentam toda uma sorte de comportamentos antissociais aos seus seguidores. Claro, quem abusa do sofrimento humano é capaz de tudo, inclusive de abusar diretamente, moralmente, sexualmente... e logo vemos toda sorte de escândalos.

No dia a dia do consultório, vejo dezenas

de pacientes gastando bastante dinheiro em instituições, como formação em *coaching* e finais de semana de mergulho psicológico, expostos a verdadeiros alucinógenos de estímulos, com música alta, luzes, gritos e todo tipo de atividades, na busca desesperada e imediata do alívio para seus sofrimentos. Alguns sentem melhora imediata e acreditam que, depois da experiência, a vida toda vai mudar. Mas como foi dito anteriormente, não é fácil abandonar toda uma construção de vida e, mais, se estamos adaptados a um ambiente, não é fácil mudar se o ambiente não mudar. Não nos adaptamos à toa à determinada condição e, realmente, é difícil acreditar que, com uma soma de estímulos e frases de efeito, haverá uma transformação rápida em nossa interação com o mundo. Nunca me esqueci de uma frase do professor Roberto Banaco: "Respeitem qualquer adaptação em que o indivíduo se encontra, afinal, ele está adaptado".

Uma paciente seguia comigo por um quadro depressivo, muito associado à dificuldade de se colocar, de ser assertiva com as pessoas. Sentia-se violada nas relações sociais e, por acumular esse sofrimento, tinha crises ansiosas e depois entrava em quadros de desistência da vida, depressivos, porque a vida se tornava pesada. Em um curso intensivo de autoconhecimento pelo qual pagou bem caro, e em que as pessoas eram, inclusive, privadas de sono com excesso de atividades, entrou em contato com sua "criança ferida" e pôde escrever uma carta para seu pai dizendo tudo o que sentia. Bem interessante como o processo a que foi submetida trouxe alívio. Voltou à consulta solicitando que tirássemos as medicações antidepressivas, e eu pedi mais um tempo, claro. Em alguns meses, a paciente ficou ainda mais frustrada por continuar não sendo assertiva com as pessoas e caiu em novo quadro depressivo. Essa paciente vem de uma família com genética propensa a depressão e ansiedade. O pai, realmente, foi um estímulo importante para o desenvolvimento dessa ansiedade social por desconsiderar seus sentimentos e desejos em favor do meio social que frequentavam. "Cuidado com o que os outros vão pensar" era uma frase muito repetida. Porém, depois de anos interagindo com as pessoas dessa forma, e ainda sendo valorizada por esse perfil submisso, um trabalho longo precisa ser realizado com essas vias cerebrais tão consolidadas. Um profissional sério na área de saúde mental sabe disso.

Você conhece alguém que mudou a vida nesses processos de *coaching* e similares? Eu já presenciei raríssimos pacientes que se beneficiaram sim. O interessante na teoria analítico-comportamental é fazer uma análise tão individualizada que, uma parte das pessoas, com determinados antecedentes de vida e interações atuais, pode, sim, aproveitar um pico de estímulo para realizar mudança de vida. Reforço novamente que estamos falando de atitudes, e não de pensamentos. Assim como falava Zaratustra, a mudança de caminho vem do exercício de novas atitudes. É a mudança de sua ação no mundo que pode trazer outros tipos de reforços, inclusive nos comportamentos internos, como os nossos pensamentos.

Nesse ponto, a ciência da Análise do Comportamento Humano consegue ser ainda mais humana e com menos julgamentos que o nosso querido Zaratustra. Para ele, "o fanatismo é a única forma de força de vontade acessível aos fracos". Para a terapia comportamental, o conceito de "fraco" seria desmembrado em uma série de comportamentos, sem preconceitos, e seriam avaliados os ganhos que os comportamentos presentes no "fanatismo" teriam na interação. Fanatismo não é julgado como ruim ou bom. Caso a interação analisada seja adaptada e funcional para a pessoa, bom para ela. Frequentar um centro religioso, visto por alguns como um comportamento de fanatismo, já ajudou inúmeros pacientes, alguns com quadros graves de dependência química, inclusive.

A questão é que, ao propiciarmos o conhecimento de como somos construídos e o papel das regras em nossas vidas, há maiores chances de ampliarmos nossa interação com o mundo. Além disso, ficamos menos suscetíveis a comportamentos antissociais dos outros. Comportamentos antissociais são aqueles que buscam ganhos, independentemente do sofrimento alheio. Quando nova, acompanhava algumas seitas religiosas que estimulavam a culpa pela ausência de fé para literalmente retirarem dinheiro dos fiéis. Hoje, quando pensamos que evoluímos, trocamos essas seitas por megaeventos que prometem a cura dos males psicológicos que nos limitam, sendo que a moeda de troca mais reforçada no final é o sucesso profissional que o novo *mindset* nos fornece.

É triste termos avançado tanto no conhecimento do comportamento humano, sendo que esse saber é tão pouco divulgado e usufruído. Como tudo na vida moderna, entramos em uma busca ansiosa por resultados rápidos. O mecanismo do ganho imediato, com promessas cada vez mais sedutoras, nunca foi tão reforçador. A maioria das pessoas vive pouco consciente dos estímulos que a controlam, conhece pouco seu funcionamento e menos ainda se aceita como se construiu. Essas pessoas acabam virando presas fáceis para todo tipo de regra, seja social, seja de um grupo, de intervenções abusivas e mesmo de terapeutas despreparados. Sim, coloco aqui alguns colegas terapeutas. Seja pelos conceitos próprios de vida, seja pelo apego a determinada teoria psicológica, acabam por induzir os pacientes a seguir suas próprias verdades, e o mais perigoso: estão em posição privilegiada na relação, de "detentores do conhecimento e da cura", perante um indivíduo, geralmente, fragilizado.

Nietzsche, pelo contrário, no momento em que infere que o leitor pode estar deslumbrado pela filosofia de libertação do que controla seu comportamento, lhe dá abertura para questionar toda essa filosofia, o direito de questionar o próprio Zaratustra.

Agora, meus discípulos, vou-me embora sozinho! Ide-vos, vós outros, sozinhos também! Assim o quero.

Com toda a sinceridade vos dou este conselho: afastai-vos de mim e precavei-vos contra Zaratustra! Melhor ainda: envergonhai-vos dele! Talvez vos haja enganado![5]

E aquela menina que eu era, ao ler essas palavras, sentiu um misto de abandono e insegurança, ao mesmo tempo que, finalmente, compreendeu o poder e a beleza de não haver nada a que se apegar. Em seguida, viu nascer de dentro de si um sorriso seguro, que externou no rosto, com o pensamento de que nenhuma conduta de Zaratustra seria mais coerente. Nenhuma.

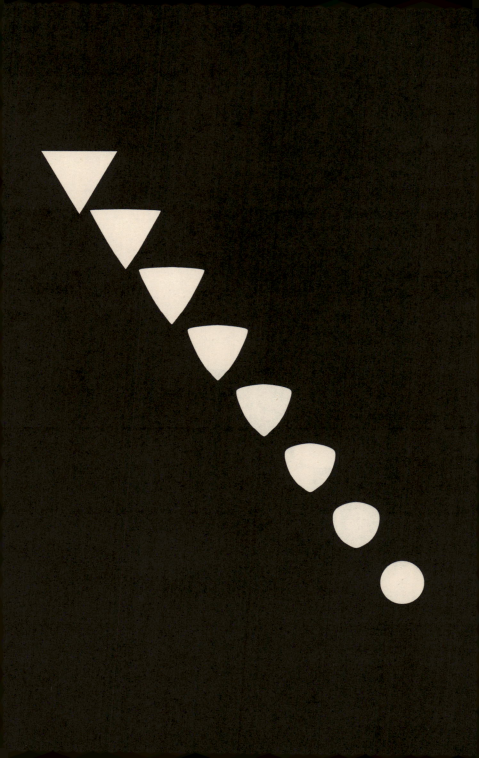

CAPÍTULO V.

SIM, ENTENDI! MAS...POR QUE NÃO CONSIGO MUDAR?

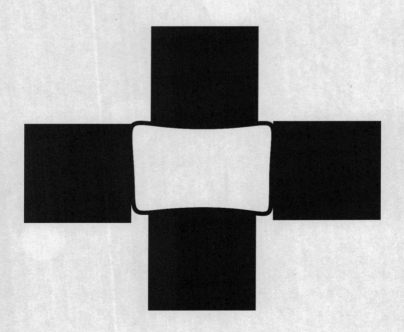

Há uma grande diferença entre saber o caminho e percorrer o caminho.

Morpheus, Matrix

João, nome fictício, 24 anos, é um dos meus casos mais graves. Ele vive dentro do seu quarto há cerca de sete anos. Não fez faculdade, nunca trabalhou. Passa os dias jogando e vendo vídeos na internet, troca o dia pela noite, tem alguns grupos sociais de jogos de que participa, mas, pessoalmente, não tem nenhum amigo. Entendam: João é muito inteligente. Também não apresenta um quadro psiquiátrico hereditário grave. Não é deprimido, nem bipolar, nem esquizofrênico. Mas é incrivelmente limitado. A família fornece tudo de que precisa: comida no quarto, um gato, internet ultraveloz.

Alguns poderiam dizer que João é preguiçoso, acomodado, inconsequente. Mas essas opiniões pouco acrescentam para nós e para o outro. Interessante é analisar o porquê de nos comportamos de determinada forma. Anteriormente, João tinha relativa dificuldade social devido à ansiedade em se expor, mas poderia ter se desenvolvido, seja pela exposição gradativa ao mundo ou incentivado em psicoterapia. Entretanto, acabou se esquivando da escola, e os pais permitiram que fizesse o ensino médio a distância. Nunca houve limites ao acesso à internet e a jogos, ou seja, acesso ao prazer imediato, que naturalmente o paciente priorizou. Esse tipo de comportamento nos remete à nossa falha de construção: uma busca por prazer no curto prazo. Como consequência comportamental, ele foi se afastando cada vez mais do prazer que poderia alcançar no desenvolvimento acadêmico e nas relações interpessoais, e, a cada dia, o custo de se expor foi ficando mais alto, ainda mais por não ter desenvolvido habilidades sociais suficientes para se relacionar. Num caso como esse, João não está errado nem certo, pois não precisamos recorrer às regras. João apenas está adaptado com ao que tem. E a questão pertinente seria analisar o que esses comportamentos geram em longo prazo.

Como profissional de saúde mental, eu coloco para ele, sem julgamentos, a grande probabilidade de o seu comportamento atual gerar prejuízos futuros, caso os recursos dos pais se esgotem. Ele não terá dinheiro nem para sobreviver e, muito menos, para os jogos – o maior reforçador de sua vida. Também trabalho a necessidade de uma psicoterapia, pois, se expondo a outras situações, ele pode perceber que consegue se adaptar de uma outra forma no mundo. Já tentei medicação para reduzir a ansiedade e aderir a uma psicoterapia, sem sucesso claro. Não é a ansiedade que limita a vida dele. A minha intervenção terapêutica consiste em fazer toda essa análise e propiciar recursos para que ele consiga mudar, mas é limitada. Representa apenas um estímulo na complexa equação construída por anos, com grande participação das atitudes de seus genitores. Um estímulo que se torna pequeno perto dos ganhos imediatos que alcança, chamado de reforço positivo, somado ao alívio da tensão de se expor ao mundo, ao qual chamamos de reforço negativo. Agora, imaginem comigo se uma conduta padronizada, como frases motivacionais, cheias de regras de como viver bem, poderá ter êxito? Realmente, muito pouco provável.

Certa vez, tivemos êxito na alteração comportamental de um outro "João" que atendi. Ele "tomou consciência" de que seria bom mudar? Não foi bem assim...em atendimento familiar, discutimos juntos os estímulos que mantinham o comportamento do paciente e, como os pais estavam motivados pela mudança, retiraram, gradativamente e com orientação terapêutica, algumas fontes de reforço não naturais para ele: limitaram internet, retiraram cartão de crédito... E esse paciente resolveu finalizar a faculdade de Direito para ter um mínimo de recurso financeiro, inicialmente, para manter os ganhos com o jogo on-line. Porém, ao se expor ao contato social, os ganhos se ampliaram. Ele conheceu uma menina na faculdade, fizeram planos afetivos juntos, e isso incluía deixar de morar com sua família. A busca pelo trabalho veio de forma natural. Mas o João mesmo... a família deseja que viva com mais independência, mas não consegue retirar dele nenhum ganho que, de repente, poderia provocar o estímulo que falta na equação: a falta. Mas entendam: a mudança é um processo.

No dia a dia do consultório, a maior parte das pessoas sabe o que precisaria fazer para melhorar sua vida, mas não consegue. Geralmente, o problema não é saber: "Preciso deixar esse relacionamento, preciso me cuidar fisicamente, gostar mais de mim, trabalhar menos, preocupar menos, ter coragem para mudança..." Enfim, as pessoas comentam muito hoje sobre "boicote" ou "autossabotagem", e tenho escutado muito sobre a "síndrome do impostor". Vejo, na mídia, influenciadores da área emocional usando esse termo repetidamente como se estivessem descobrindo algo especial que as pessoas não soubessem, como o elixir do autoconhecimento que pode mudar sua vida. "Até quando vai se autossabotar, fulana?" A fulana sente-se agradecida. Algo duro, mas verdadeiro, foi revelado, para o seu bem. Mas o que ela faz mesmo com isso? Saber que a pessoa "se boicota" vai mudar automaticamente seus comportamentos? Para a maioria, obviamente, não. Os pacientes chegam ao meu consultório derrotados. "Doutora, eu sou um fracasso. Sei o que preciso fazer, mas eu me boicoto". Pois é... assim como o João, precisamos analisar a construção e a manutenção de cada comportamento, e não ajuda muito criar novos conceitos que justifiquem outros, menos ainda reforçar culpa e desvalorização.

A verdade é que, de forma geral, o rótulo nos atrai, sim, dando alguma segurança para a gente. Acho interessante que, por vezes, eu passo a consulta toda explicando a formação de determinado comportamento-problema para o paciente para, no final, ele dizer: — "Entendi tudo, doutora. Mas qual é a minha doença mesmo?"

De forma alguma estou negando a grande importância de conhecermos os transtornos mentais. As classificações em psiquiatria são importantíssimas para desenvolvermos estudos comparativos e, assim, conhecermos mais sobre etiologia, sobre evolução e mesmo desenvolver novos tratamentos, mais eficazes. Uniformizar tem ganhos demais. Entender a evolução de alguns transtornos ajuda a pessoa, inclusive, a se conhecer. Por exemplo, um paciente com transtorno bipolar precisa aprender que, pela evolução da doença, se ele parar a medicação que estabiliza seu humor, poderá ficar em grande risco de ter novos episódios de depressão ou mania. Saber que há outras pessoas no mundo com os mesmos sintomas também traz um alívio enorme, reforçando que estamos lidando com uma doença mesmo. Mas, depois de me encontrar com a análise do comportamento humano e conseguir associar as características individuais com a influência do meio, meu olhar nunca mais foi o mesmo. E a experiência no consultório, por anos, confirma que as configurações humanas podem ser as mais diversas. A interação é tão dinâmica que temos vários quadros que podem se enquadrar em determinado diagnóstico, mas que, na prática, são diferentes e vão responder também com condutas distintas.

Lembro de uma jovem paciente com transtorno obsessivo compulsivo (TOC) que ficava horas em casa tomando banho com sua mãe, com medo de contaminação. Depois, a mãe borrifava álcool em todo seu corpo várias vezes por dia, além de preparar a sua comida com várias ressalvas, devido ao temor de estar contaminada. A mãe acabou deixando o trabalho para cuidar da filha. Essa paciente não respondia a absolutamente nenhuma associação medicamentosa. Casos de TOC podem ser de difícil resposta mesmo. Contudo, a mudança no curso da doença aconteceu quando a paciente me contou em consulta, de forma despretensiosa, que, com o namorado, frequentava banheira de motel. A luz acendeu na hora. Oi? Como assim não temia contaminação em uma banheira de motel? E, atuando junto com a terapeuta dela, analisamos o quanto os sintomas compulsivos de limpeza poderiam ser alimentados por outros fatores. No caso, havia uma história muito forte de a paciente se sentir abandonada pela mãe, que sempre priorizou o trabalho em sua vida. Com a doença, tudo mudou, e esse ganho de extrema atenção da mãe contribuía para a manutenção dos sintomas limitantes da filha. Vejam que até doença pode gerar retornos positivos de acordo com a configuração! Então, individualizar cada caso, mesmo diante de um diagnóstico psiquiátrico, amplia a nossa visão e permite intervenções mais efetivas. Imaginem agora minha angústia quando vejo pessoas na mídia criando e alimentando rótulos?

Vamos analisar, por exemplo, a síndrome do impostor. Os estudos começaram em 1978, com as psicólogas Pauline Clance e Suzanne Imes, pesquisadoras da Universidade Estadual da Geórgia, fazendo o levantamento de que mulheres, quanto mais respeitadas e bem-sucedidas na vida profissional, mais se sentiam inseguras e com a crença de serem uma fraude. Apesar de homens poderem ter esses sentimentos, a síndrome é muito mais frequente em mulheres, refletindo claramente regras machistas que inferiorizam a mulher no ambiente de trabalho, remetendo ao nível social de seleção comportamental. Nesse sentido, temos muitos ganhos sociais em identificar essa síndrome para questionamento e mudança dos estereótipos de gênero, sem dúvida. Mas, ao mesmo tempo, entender a interação de cada pessoa com o meio social vai propiciar que ela tenha melhores condições de enfrentar o ambiente hostil.

Essa interação pode ser muito complexa e, na análise clínica, podemos ter quadros que se assemelhem muito na apresentação, mas que guardam históricos totalmente diferentes. Podemos encontrar, por exemplo, uma pessoa que se enquadre na síndrome do impostor que tenha uma tendência hereditária para ansiedade, associada a pais também ansiosos, que reforçaram um padrão de excesso de cobrança e desvalorização. Esses antecedentes podem se associar a um comportamento de questionar cronicamente o próprio desempenho, agravado por um meio hostil em determinada empresa. Outro exemplo, totalmente distinto, seria uma pessoa que foi muito valorizada pelos pais e pela vida frequentemente, mas que não consegue se adaptar ao meio profissional que não apresente todo esse retorno positivo e segurança a que estava habituada. As duas podem sofrer de síndrome de impostor observando a apresentação atual, mas as formas como irão lidar com a interação no trabalho serão trabalhadas de forma muito distinta em psicoterapia. Esse exercício é a análise funcional do comportamento humano que precisa levar em consideração todos os níveis de seleção abordados anteriormente, na construção de cada um.

E o conhecimento dessa nossa construção ajuda como, afinal? Em um primeiro momento, é importante para que a pessoa não fique se julgando como o "boicotador", o "fracassado", e tenha uma visão mais acolhedora e realista de seu funcionamento. Além disso, conhecer as forças que interagem em nós, que nos mantêm em determinada adaptação, pode estimular aceitação, ou mudança. Mas entendam: para a terapia comportamental, o saber, ou o *insight*, ainda não é o ponto da mudança! Atendo tantos pacientes que fizeram anos de psicoterapia, que desenvolveram várias teorias (umas com nomes bem bonitos) para justificar seus comportamentos, mas que, na prática, a forma que interagem com o mundo não mudou como gostariam. Interessante como alguns até saem de uma posição de seres subjugados para julgadores, replicando, provavelmente, o modelo de algum terapeuta. Entendo os ganhos desse comportamento, mas confesso, com pesar. Geralmente, criticar o comportamento do outro para aliviar nossa dor não é um ganho tão eficiente para a gente se sentir bem e muito menos desenvolve aprendizado nas nossas relações com o mundo.

CAPÍTULO VI.
MAS EU PRECISO MUDAR... COMO?

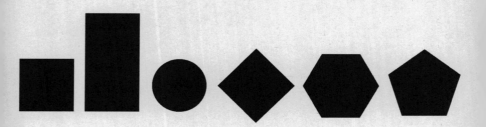

Benditos os que não confiam a vida a ninguém.

Fernando Pessoa

Se você acredita que precisa mudar, um ponto interessante seria se questionar o porquê e para quem. Lembro um período na minha vida, quando tinha 24 anos e era residente de psiquiatria, que fazia tantas atividades acadêmicas além das milhares de horas de trabalho no hospital, que os amigos viviam questionando minha vida: "Vai fazer mestrado junto com a residência?", "Esse curso vai te deixar sem final de semana, que absurdo!", "Nem tempo pra namorar você tem". E mesmo mudando de estágio, eu ia atrás das conversas com nosso professor de psicoterapia, o Dr. Sérgio, que sempre trazia uma visão desnuda do habitual. "Fazendo muitas coisas, hein, Cecília? O tempo fica pouco para tantos desejos...". O mais comum é olharmos para o comportamento do outro com a nossa visão, mas é lindo quando olhamos através do mundo do outro. No momento de vida em que me encontrava, pelo meu perfil, só teria sentido gastar energia da forma como eu gastava. Simples assim.

Muitas vezes, no consultório, minha maior contribuição é simplesmente levar as pessoas a questionar regras que se tornaram um problema, e que elas nem mesmo percebem. Lembro-me de um senhor, aposentado, extremamente culpado pela forma como vivia a vida.

— Doutora, gasto muito dinheiro com viagens e restaurantes, preciso guardar mais dinheiro, mas não consigo.

— Precisa guardar dinheiro por quê?

— Ah... é o correto a se fazer.

— Por quê? Não terá dinheiro no futuro?

— Não, sou bem aposentado e minha esposa também.

— Por que seria o correto então?

— ...

Pode parecer simples, mas grande parte de nós não questiona e, automaticamente, aceita atribuições, regras sociais e conceitos alheios a ganhos naturais. Eu recordo de uma senhora em tratamento para quadro depressivo, casada havia 40 anos, em que tive dificuldade para identificar se havia algum estressor de vida que a mantivesse com humor rebaixado. Ela já estava bem melhor com o uso das medicações quando soltou despretensiosamente em uma consulta:

— Sabe, doutora, sinto-me o tempo todo julgada negativamente pelo meu esposo, e isso atrapalha demais minha vida. Mas fazer o quê, né?

— Não tem o que fazer?

Ela arregalou os olhos para mim, visivelmente surpresa, fixou o olhar em um canto da sala por alguns segundos e quis se despedir rapidamente. Na semana seguinte, a filha me liga questionando o que eu tinha dito para a mãe dela, que resolveu se separar subitamente, sem ter manifestado nenhum sinal anterior. E a verdade é esta que descrevi para vocês: apenas questionei as possibilidades de uma existência diferente da atual, de sofrimento. Ela poderia ter continuado com o marido, como tantas, em que a regra de que "casamento é para sempre" é muito intensa. Nesses casos, separar-se pode ser tão aversivo que dificilmente ficariam bem arcando com essa consequência. Poderia, por exemplo, encontrar um lugar melhor na relação com o esposo, com mais assertividade. É incrível como o meio reage diferente com a nossa mudança de atitude! A questão é que muitos casos de depressão são mantidos pelo pensamento de que a pessoa não tem alternativas, logo, de que a única saída é tolerar uma vida de sofrimento. No caso da paciente, ela tinha muitos recursos para viver melhor sozinha, mas, curiosamente, nem pensava sobre isso.

— Adoro a minha vida exatamente como é... mas preciso ter filhos.

— Precisa?

E, assim, em um exercício pequeno, mas não superficial, vamos descobrindo o que controla nossas escolhas, trazendo a oportunidade de mudá-las, ou mesmo aceitá-las, em paz com nossos limites. Viver pelas consequências, e não ser totalmente controlado pelas regras, pode ser um dos aprendizados de maior impacto na forma de vivermos nossa vida. Mas, como discutimos por todo o livro, pode não ser um processo tão fácil diferenciar as regras que podem ser benéficas para nós de outras que nos fazem sofrer, mas que estão enraizadas em nós.

Nunca esqueço de um caso de psicoterapia que um professor experiente trouxe de uma mulher considerada feia para os padrões atuais, de nariz torto e orelhas enormes. Ela o procurou após anos de outra linha de psicoterapia que visava melhorar a autoestima, sem sucesso. O maior desejo de sua vida seguia o ideal romântico de se casar e ter uma família e, por dez anos, fez psicoterapia com o foco em se aceitar como era, em se valorizar, para tolerar os sucessivos retornos negativos nas tentativas de relações afetivas. Sabe o que ele disse para ela na segunda sessão? Segundo ele, com carinho: — "Nota-se que você é uma mulher com várias qualidades, mas o seu aspecto físico é tão diferente dos padrões de beleza atuais que temos dois caminhos aqui: você pode fazer uma cirurgia plástica e ficar mais adaptada ao que você deseja, ou passaremos mais alguns anos desenvolvendo outros repertórios que te tragam o reforço que você busca, mas em um grupo limitado de homens". Adivinhem? Ela operou e retornou somente em um ano para agradecer, pois aquela sessão havia mudado sua vida. Ele disse que demorou para reconhecê-la, pois encontrava-se fisicamente atraente e, sobretudo, bem segura. O danado dizia que tinha curado a autoestima de dez anos da psicoterapia anterior em uma sessão. Enquanto a turma toda caía na risada, minha cabeça ia a mil, desconstruindo tantos conceitos do meu meio social e cultural do que "seria ideal", "do que tem valor". Aquela intervenção foi inicialmente agressiva para mim, que sempre detestei essa pressão absurda nas mulheres para serem belas... Mas até que ponto, se levasse o meu conceito para o tratamento com ela seria realmente bom para aquela mulher?

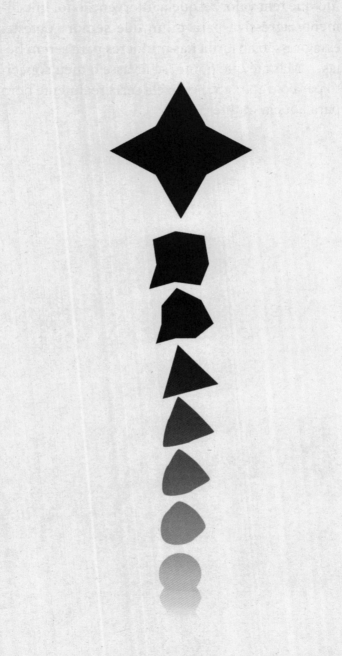

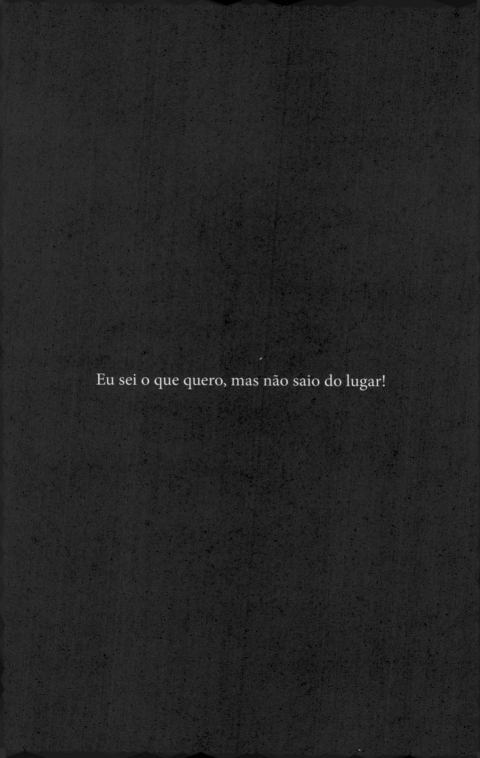

Eu sei o que quero, mas não saio do lugar!

Analisar as consequências dos nossos comportamentos nos ajuda a entender quais caminhos seguir, de forma mais livre, mas, por vezes, mesmo assim, não conseguimos agir da melhor forma para nós. Vimos no capítulo anterior o quanto saber pode ser pouco e o quanto a ação faz a diferença. Mas como isso funciona na prática?

Vamos pensar em um comportamento que as pessoas se queixam demais: a postergação de atividades. Grande parte das pessoas sabe que a vida seria mais tranquila se adiantasse suas tarefas, seja no trabalho, seja na vida pessoal, mas acaba deixando para fazer no estresse da última hora. Antes de se achar irresponsável, preguiçoso e fazer outros julgamentos desnecessários, ou antes de comprar mais um livro para se livrar de vez desse comportamento, tente analisar em sua vida por que a postergação é mantida. Na maioria das vezes, é um comportamento que vai sendo reforçado justamente porque as pessoas, de forma eficiente, entregam a tarefa sob estresse e ganham o tempo anterior para fazer outras atividades mais prazerosas no curto prazo. Então, temos os ganhos imediatos do postergar somados a poucos prejuízos no longo prazo.

Sim, mas você sofre muito em deixar para a última hora e quer mudar. Querer mudar, ler uma frase motivacional sobre isso, é um estímulo fraco perto dos ganhos práticos e constantes que seu sistema cerebral obteve por anos. A chance que temos de mudança é agir de maneira diferente para que, com o tempo, nosso cérebro vivencie, por exemplo, as vantagens de estar aliviado ao fazer atividades com antecedência. A instalação de um novo comportamento é prática. Agir, vencendo o ganho imediato de postergar, tantas vezes for necessário para que, obtendo ganhos, esse comportamento se instale. Pode parecer superficial, mas nada é mais profundo para nosso sistema cerebral do que a experiência.

Vamos usar a dificuldade de se colocar para exercitar essa prática de mudança. Expor nossas ideias, por vezes contrárias a outras, apresenta um custo. O custo de ser julgado, o custo do conflito. O cérebro pode entender que é arriscado. Então, existe o reforço negativo, que é se comportar para evitar uma consequência ruim. Também, nesse caso, podemos ter um reforço positivo do comportamento de não nos colocarmos, pois, para muitas empresas e pessoas, um indivíduo que faz bem todas as atividades, sem questionar, pode ser valorizado por isso. Várias construções podem ter contribuído para levar o indivíduo a interagir assim, mas, no presente, é importante observar os diferentes estímulos que o mantêm ali, dificultando mudanças.

E, nesse ponto, trazemos de novo a importância da experiência de nos comportarmos de outra forma para uma mudança efetiva. Se construímos o comportamento de esquivar de conflitos pela experiência e temos ganhos com ele, como vamos convencer nosso cérebro de que o melhor seria agir diferente? Só lembrando que nosso sistema cerebral de defesa é bem mais antigo que o sistema racional superior. Pensar que poderia ser bom agir de determinada forma ajuda, mas uma transformação mais efetiva para nosso sistema de defesa seria mostrar para ele, na prática, que as consequências podem ser boas com certa atitude. Ou não, né? Pode ser que o ambiente não reforce esse comportamento de se colocar, que haja retaliação, e confirme ainda mais para o sistema de defesa que ele não deveria ter se arriscado. Vejam como a relação com o mundo, as contingências, interfere em nossa forma de pensar e agir.

Dessa forma, grande parte das mudanças que gostaríamos de realizar são difíceis porque somos ruins para discriminar as regras que controlam nosso comportamento. Por vezes, sofremos influências ambientais mais intensas que nossos estímulos internos de mudança e também muitas vezes esperamos uma mudança no campo das ideias, não das ações.

Algumas pessoas podem ler este livro, entender os mecanismos envolvidos em determinado comportamento e, agindo de forma diferente no mundo, podem mudar o que gostariam em sua vida. Maravilha! Mas preciso reforçar que a transformação para alguns, seja pelo histórico anterior, seja por determinada patologia que controla seus comportamentos, poderá ser limitada, mesmo que queiram demais. E, nesses casos, o maior enfrentamento prático será buscar ajuda.

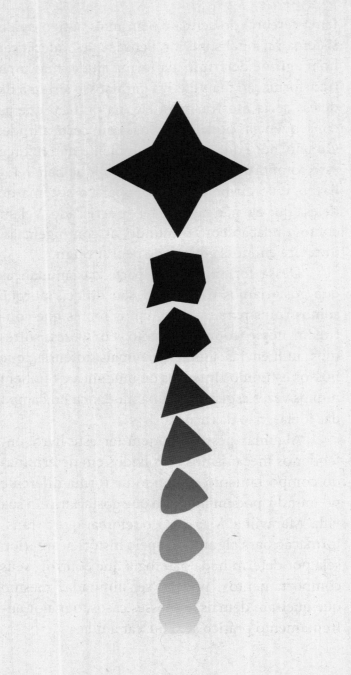

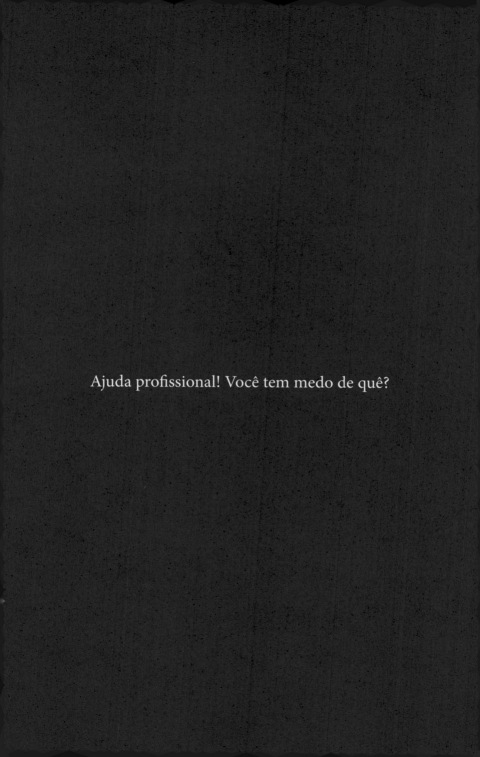

Ajuda profissional! Você tem medo de quê?

A análise funcional do comportamento humano consegue ser simples na teoria, mas pode ser extremamente complexa na prática. Ao mesmo tempo que toda a sociedade pode se beneficiar de exercitar o que controla seus comportamentos, algumas vezes, vamos precisar de um bom profissional de psicoterapia para realizá-la. Um dos primeiros casos que atendi na vida foi de um menino de sete anos com medo de chuva. Peguei porque achei que seria bem fácil expô-lo ao chover gradativamente até que se habituasse. "É só uma fobia simples", pensei. Mas o medo dele não cedia, e, sempre que chovia, a escola ligava para o trabalho da mãe por causa da crise ansiosa que apresentava. Analisando juntamente com a minha supervisora, percebemos que o maior reforçador para a criança era ficar com a mãe nesses episódios, somente os dois. Os comportamentos fóbicos apareceram depois que o irmão mais novo nasceu, claramente a cuidadora priorizando essa relação e privando o paciente de um tempo que era exclusivamente seu. Assim, esclarecemos à mãe o funcionamento e ela passou a dar mais atenção para o paciente, ter momentos somente com ele, independentemente da chuva, e, acreditem, o comportamento de medo desapareceu. Simples, mas só depois que você analisa e testa as variáveis.

Muitas vezes, mesmo com uma ajuda terapêutica adequada, as vias cerebrais necessitam de um estímulo extra para viabilizar uma alteração comportamental, e o uso das medicações é essencial.

Infelizmente, muitos ainda são privados do efeito benéfico dos fármacos por regras preconceituosas associadas. Existe a ideia de que podemos ficar dependentes dos fármacos, de que eles mudam nossa forma de ser, de que causam demência, de que seria fraqueza usar, enfim, toda sorte de conceitos distorcidos e generalizados, que só atrapalham.

As últimas evidências sobre o tratamento psiquiátrico apontam que a doença mental, sim, pode ser avassaladora para o cérebro. Quadros depressivos crônicos, por exemplo, mostram déficits em áreas cognitivas semelhantes a quadros demenciais, além de reduções no volume de estruturas cerebrais importantes na regulação emocional. O tratamento global dos transtornos mentais, que muitas vezes inclui medicação, apresenta um efeito protetivo da lesão proporcionada pelo estresse crônico. A lição que aprendemos dos estudos de seguimento é: fique bem logo, com todos os recursos de que dispõe.

O uso de medicações também tem se desenvolvido rapidamente para drogas com cada vez menos efeitos colaterais. Muito do preconceito com os remédios vem da experiência real de medicações antigas trazerem efeitos corporais e psíquicos ruins. Muitos pacientes têm medo de mudar a forma como são, e eu sempre explico que quem tem maior potencial de mudar nosso jeito de ser é a patologia, e não o tratamento. Sobretudo se estamos tratando com bons profissionais, e empáticos, que terão todo o cuidado em individualizar os tipos de medicações, as doses, de acordo com a necessidade de cada pessoa. Interessante que mesmo com tantas evidências dos prejuízos de ter uma doença mental não tratada, e mesmo com as limitações no curto prazo de estar adoecido, muitos ainda resistem ao tratamento de uma patologia mental pela crença de terem fracassado. Não nos cobramos para controlar nossa insulina, nossa pressão arterial, mas alterar o funcionamento cerebral, sim. E a regra de ser fracassado ao tomar um remédio pode ser fortalecida por comparações entre as pessoas no enfrentamento de estressores. Como dito inicialmente, o nosso sistema cerebral, com toda sua flexibilidade, propicia esse tipo de confusão. Pode ser que algumas pessoas consigam se tratar de depressão leve a moderada com atividade física, meditação, espiritualidade e psicoterapia. Com isso, pode ser fortalecida a regra de que todo mundo consegue e de que usar remédio é realmente uma falta de esforço. Acontece que, para o paciente em tratamento medicamentoso, a tendência genética pode ser outra, ou mesmo sua construção anterior pode ter sido muito mais impactante ou, vamos lá, ele pode não ter desenvolvido qualquer prática regular de atividades físicas na vida e, ainda mais com o sintoma da depressão de retirar energia e motivação, não teria qualquer condição de conseguir se tratar dessa forma. Gostamos de comparar para entender, mas no caso de funcionamento cerebral, realmente, cometemos equívocos assim.

E não são apenas leigos que entram na disputa se a psicoterapia é mais profunda, se atividade física é melhor ou a farmacoterapia é superior. Há profissionais que desconhecem que essa discussão não tem mais sentido. Uma das vantagens dos avanços da ciência é ter demonstrado, por exemplo, que, nos estudos de neuroimagem cerebral, tanto a medicação quanto a psicoterapia agem simplesmente nos mesmos sistemas de funcionamento cerebral da patologia em tratamento, ora potencializando o efeito um do outro, ora complementando a ação. Não há sentido mais em dividir! Também há estudos bonitos com meditação e atividade física mostrando eficácia na regulação cerebral, semelhante ao efeito de algumas medicações. Enfim, é ajustar o que temos disponível e conseguimos para a necessidade de cada um.

E olhem que curioso... Mesmo com todo esse conhecimento construído por anos, eu ainda me pego cometendo equívocos na prática clínica. Recentemente, tratei um paciente depressivo, com sobrepeso, cardíaco e diabético, que não fazia dieta e muito menos atividade física, apenas usava as medicações prescritas, inúmeras. Eu estava com o estímulo de ler artigos que mostravam o quanto a depressão é uma doença também inflamatória e que todas as medidas para melhorar a qualidade de vida melhoram também a depressão, em um ciclo benéfico. Em todas as consultas, reforçava o quanto seria importante fazer dieta, cuidar do intestino, ressaltava que morava perto do Parque da Cidade e fazia combinados de quanto tempo ele poderia caminhar e tomar sol, no entanto, sem sucesso. Ele retornou em uma consulta muito melhor e disse que tinha redescoberto o prazer de mexer com tecnologia, coordenando comandos para a casa toda. Ele tinha aquele típico histórico de *nerd* com excelente trabalho em tecnologia. E a busca pela automação da casa o levou a ter mais energia de forma geral, culminando em conseguir um novo emprego, o que o ajudou a sair do quadro depressivo. Ele fez uma última consulta comigo antes da alta em que veio o *feedback*: "Doutora, preciso te dizer, quando você me mandava caminhar no parque eu saía da consulta mais deprimido". Poxa, aquilo me atingiu profundamente, pois é tudo o que tento não ser, uma figura aversiva ao tratamento pela falta de entendimento do outro. Quantas vezes agimos assim com as pessoas com quem convivemos, com quem nos importamos? Quantas vezes somos assim com nós mesmos?

Aprender a nos conhecer, a nos validar e entender como os estímulos atuam, na gente e nos outros, geralmente é um aprendizado difícil para nós, pois a maioria não foi educada para desenvolver essas habilidades. O próximo capítulo traz luz sobre esse tema, uma esperança para o futuro, que para todos será revisitar o passado.

CAPÍTULO VII.

O ANTES (OU O QUE PODERIA SER FEITO NA NOSSA CONSTRUÇÃO)

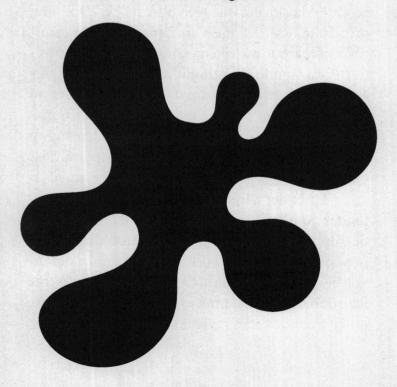

A educação não é a preparação para
a vida, é a própria vida.

John Dewey

Eu ouvi o choro do quarto e corri para a sala, sabia que era minha filha. Ela estava com a funcionária da casa.

— O que aconteceu?

— Dona Cecília! A Nicole quer cortar o cabelo! Pensa! Arranquei a tesoura da sua mão e dei uma bronca...

Nicole se encontrava com um bico enorme e lágrimas. A atitude foi resolutiva. O cabelo estava intacto. Poderíamos encerrar essa história por aí, afinal, a punição, que no caso é a retirada da tesoura à força e com bronca, é extremamente eficaz no curto prazo. A maioria dos pais hoje evita agressão física, mas persiste com gritos, castigos e ameaças, com o objetivo de inibir os comportamentos tidos como inadequados. A questão é que a punição funciona, inibindo determinada ação indesejada. Imaginem nossa sociedade sem multas. O controle social seria difícil no trânsito. Porém, ficamos satisfeitos com o efeito da punição e, poucas vezes, questionamos suas consequências.

Acontece que, quando instituímos o que é "correto" e o que é "errado" pela força, temos pouquíssimo aprendizado. Aprende-se sobre o que não se pode fazer, mas muito pouco é entendido do porquê de tal proibição, muito pouco é exercitado sobre as consequências de agir de determinada forma, e o pior de tudo: reforçamos apenas o comportamento governado por regras, inibindo o autoconhecimento. Dependendo da frequência e do grau das punições e da sensibilidade da pessoa, podemos ter ainda ansiedade, fobias, resistência passiva, fugas e mesmo traumas. E os estudos com punição nos mostram também uma consequência complexa: o contracontrole, o ímpeto da pessoa de querer burlar a regra. Quando a pessoa sente que sua autonomia está sendo ameaçada, a tendência é se opor mesmo, em qualquer idade. No caso apresentado, seria minha filha Nini pegando a tesoura escondida, quando não estivesse na presença de um adulto, para cortar o cabelo em um ato de resistência.

Assim, a primeira atitude foi me agachar na altura dela de um metro, olhar bem nos seus olhos com uma expressão de empatia e explicar as contingências envolvidas, de uma forma que pudesse entender:

— Filha, quem corta seu cabelo é o tio Ney, que estudou para cortar cabelos de crianças e já cortou de um montão delas. Por causa disso, tem mais chance de ficar bonito. Você nunca cortou cabelo de ninguém, então as chances são grandes de ficar de um jeito diferente do que gostaria. Mas quem anda com o seu cabelo é você; nesse caso, decide então o que vai fazer.

Entrego a tesoura nas suas mãos de forma bem natural, demonstrando aceitação, independentemente da decisão que escolha. Nini olha no espelho, pensa, mexe o cabelo de um lado para o outro, deixa a tesoura de lado e vai brincar de outra coisa.

O alívio não veio porque aquele lindo cabelo dourado continuou lindo. Mesmo que fosse apegada ao cabelo, agiria assim ao buscar o desenvolvimento da capacidade de escolha na minha filha. Uma escolha focada nas consequências dos atos para si, e não para mim, ou para o que é considerado correto socialmente. Ensinar o poder de escolha implica aceitarmos essa escolha, e sei que para vários pais pode ser particularmente difícil, sobretudo se foram educados somente por regras. As regras que a maioria dos pais receberam é de que "precisam ser respeitados", que "é perigoso lidar com as crianças de igual para igual", e outras variações que colocam basicamente a regra de quem manda e de quem obedece. Porém, o que acontece é que, agindo por essa regra, ignoramos justamente o modelo de respeito que tanto ansiamos, justo com nossos filhos! Respeitar é considerar de onde o outro parte. Já pensou o quanto somos desrespeitosos quando esperamos que uma criança se comporte de determinada forma, mesmo ainda não tendo recursos psicológicos para lidar com a frustração? Já imaginou o quanto das decisões para com nossos filhos estão mais ligadas a nossas demandas do que a um entendimento da melhor interação das características de sua criança com o mundo? Assim, controlados por regras de "como os pais devem ser", perdemos a oportunidade de agir levando em conta o olhar dos nossos filhos, respeitados em seu temperamento, na sua fase de desenvolvimento, na sua construção em determinado momento. O desrespeito ainda traz o que considero um dos efeitos mais deletérios para a proteção de um ser humano: a falta de vínculo verdadeiro com os progenitores. Afinal, quem consegue se abrir com alguém que não o compreende? Quantos pais de jovens já atendi sofrendo horrores quando o filho começa a decidir a vida de maneira diversa da que esperavam. "Mas, doutora! Eu sei, pela minha experiência, que a escolha dele vai ser ruim". O mais interessante é que, se consequências ruins vierem, por exemplo, o corte de cabelo horroroso feito pela Nicole, elas experimentam um aprendizado bem mais real e, por isso, mais profundo do que as consequências que você estaria fornecendo somente pela fala. Sem contar, claro, de não haver garantia alguma de que escolhas realizadas pelos cuidadores seriam sempre as mais adequadas. A liberdade de escolha dos nossos filhos começa com nossa escolha de aceitação.

É interessante fazer um exercício mental e perceber que, na maior parte dos comportamentos, podemos praticar esse aprendizado. Quando estou no parquinho e vejo uma criança não dividindo os brinquedos, noto invariavelmente os cuidadores em uníssono com a mesma reação, envolto em um discurso moralmente bem-visto: "É pra dividir o brinquedo com o amiguinho". Uns, na relutância da criança, até puxam o brinquedo da mão da mesma, entregam para a outra criança e pedem desculpas ao outro cuidador pelo filho agir de forma tão egoísta. Porém, diferentes construções podem fazer parte desse contexto, e analisar os fatores envolvidos pode nos guiar para uma atitude mais coerente. Posso, por exemplo, ter uma criança que não tem desenvolvida a habilidade de dividir seus brinquedos, mas também poderia ser uma criança com muita dificuldade em ser assertiva, que nunca consegue se colocar e se defender dos seus direitos, e cujo brinquedo, objeto da disputa, é seu brinquedo mais especial. Imaginem o "tem que dividir agora" nas duas situações que coloquei. Na primeira situação, se entendemos que é uma habilidade ainda em desenvolvimento, seria ainda mais interessante descrever as consequências naturais de não emprestar um brinquedo do que simplesmente fazer a retaliação moral. "Filho, se você não emprestar seus brinquedos, acho provável que os colegas do parquinho brinquem um pouco menos com você" ou "Experimente emprestar esse brinquedo para ver o que acontece... seu colega pode ficar feliz com isso, assim como você fica quando emprestam para você...". Na segunda situação, caso obrigue sumariamente a criança a entregar seu brinquedo predileto, acho comparável ao sentimento de você ser obrigado a emprestar seu carro novo a um desconhecido. Exagerado? Tente, empaticamente, assentar-se no olhar da criança. A questão é que, mesmo que não identifiquemos muito bem os antecedentes, dar subsídios para a criança pensar nas consequências do que o seu comportamento pode gerar é, no mínimo, respeitoso.

E o interessante é que, quando exposta ao comportamento de dividir, os ganhos obtidos naturalmente aumentam a chance desse comportamento se repetir, o que chamamos de reforço positivo. E, até um comportamento se consolidar, podemos dar reforçamentos que chamamos de arbitrários, quando não guardam relação direta com as consequências naturais, mas servem para que a pessoa entre em contato futuro com os reforços naturais, como é o caso de você elogiar seu filho quando ele empresta o brinquedo.

Outros comportamentos, nos quais são necessárias perdas no curto prazo, podem ser difíceis de serem instituídos, por exemplo, o comportamento de estudar. Não adianta dizer para uma criança de sete anos que ela precisa se dedicar às tarefas de casa, pois a alfabetização vai fazer toda a diferença em sua vida profissional e independência na vida adulta! Vejo pais esperando que o filho tenha "consciência" da importância do estudo como se fosse algo que se tem ou não. Entrar em contato com reforçadores no curto prazo, aproveitando da curiosidade natural das crianças, pode fazer toda a diferença. Lembro da minha mãe fazer da ida à biblioteca "o evento" da semana! E a danada ainda usava o gatilho mental da escassez: "Só um livro por vez! Escolham bem!". Eu não gosto muito de premiar comportamento que eu quero instituir como natural, a exemplo do estudo, mas pode ser que na sua casa seja importante para entrar em contato com o hábito de estudar. Como explicado, o reforçamento positivo vai permitir aumentar a frequência do comportamento em questão para no futuro entrar em contato com os ganhos naturais. É simples, mas exige observação, já que, pelo histórico, cada criança terá reforçadores e formas de reforçar que funcionam de modo particular. Nada melhor que o conhecimento e a experiência para nos ensinar, e muito a gente aprende testando, claro.

Eu sei que está bem enraizada em nós, pela nossa formação, a ideia do certo e errado para tudo. A maioria de nós foi criada com regras de conduta, e, como explicado no capítulo anterior, elas têm algumas vantagens evolutivas, sobretudo para aprendermos pela experiência dos outros. Fogo queima. Não precisa testar. O problema é que, se generalizamos essas regras na educação infantil, temos muitos efeitos danosos em longo prazo. Atendo adultos presos a algumas situações sociais, deprimidos, mas sem nenhuma condição de mudar o comportamento na relação com o outro por se sentirem "culpados" de agir contra determinada regra. "Eu sei que é uma relação tóxica, doutora, mas não se abandona a família".

Também encontro adultos que, para se sentirem em paz, precisam seguir alguém ou alguma instituição. Sim, um efeito colateral do aprendizado pelas regras pode ser a insegurança, afinal, se eu sempre segui regras, como viveria sem elas? Os contextos mudam o tempo todo, e quanto mais rígidos permanecemos, mais chance de ficarmos perdidos quando o ambiente muda e, infelizmente, mais vulneráveis a novas regras, fornecidas por um grupo social, um *influencer*, um *coach*, um líder religioso, um terapeuta mal preparado, enfim, alguém que forneça a nova regra.

Mas como desenvolver comportamentos de ter segurança e satisfação com as próprias escolhas? Reforçando naturalmente o comportamento de fazer escolhas e de se colocar no mundo. Famílias que tendem a resolver todos os conflitos dos filhos podem se surpreender com adultos pouco resilientes e inseguros. Quando uma criança, por exemplo, tem um conflito com um amigo e relata para os cuidadores, noto como atitude mais comum a busca imediata pela resolução: faça isso, fale assim, acesse o professor, aliás, grande parte dos pais da minha geração fazem justiça com as próprias mãos, buscam soluções no grupo de pais, falam com a escola e mesmo diretamente com os pais da outra criança. E não estou falando de episódios que necessitem de intervenções, não. Pequenos conflitos. Em direção totalmente oposta, há os pais que tendem a desvalorizar o relato, com a regra de que são assuntos de pouca importância, o famoso "isso não é nada, filho, toca a vida". Meus pais tinham o hábito de rapidamente trazer a responsabilidade do conflito para nós, o que poderia ser benéfico, porém era de forma tão incisiva que instituía implícita a regra de submissão ao outro: "Mas o que você fez (de errado) para entrar nesse conflito?"

Difícil mesmo é treinar uma escuta sem julgamento. Difícil é acolher e validar a dor do filho mesmo que pelo seu histórico de vida a considere uma dor insignificante. E o mais difícil: não entregar a resposta pronta! Conseguem? Deixar que o próprio filho encontre uma saída? Conseguem ficar morrendo de raiva da melhor amiga da sua filha que a humilhou na frente dos colegas, mas, mesmo assim, não atuar essa raiva? Ao contrário, acolher e estimular a forma como sua filha poderia lidar com a situação? Quando a pessoa não recebe prontas as atitudes de como deveria agir, estimula-se o exercício do que sua atitude geraria e, o principal, ela adquire, gradualmente, a possibilidade de agir de acordo com a forma que aprendeu que seja melhor, fortalecendo uma postura ativa na resolução de problemas. Há desenvolvimento de autoconfiança pela permissão interna de agir de acordo com o que acredita e um processo de autorresponsabilização pelos seus atos, tão associado ao desenvolvimento de resiliência na vida. Gosto da forma como o músico Frejat resume na letra da música quando diz: "Errar é aprender. Viver é deixar viver".

Sempre é tempo de aprendermos outras formas de interação e adaptação no mundo, mas precisava escrever este capítulo focado no aprendizado pelas consequências na infância. Sabemos que quanto mais novos, mais flexíveis somos, e é nessa fase da vida que as intervenções alcançam melhores respostas. Tantos modos de vida disfuncionais, sofridos, poderiam ser evitados se aproveitássemos mais esses conhecimentos de análise do comportamento na educação infantil.

Quando iniciei na psiquiatria, sentia-me muito frustrada com casos graves, de difícil resposta, e observava na prática o que todos os artigos confirmam: traumas precoces são responsáveis por sequelas emocionais pela vida toda. Podemos ter traumas fortes únicos, graves, como um abuso sexual, mas em grande parte é um processo de pequenos estressores repetidos e reforçados que influenciam demais a forma como a pessoa interage no mundo. A terapia analítico-comportamental, como explicado, busca fazer uma análise da construção e do impacto desses traumas, reforçando no processo terapêutico outras formas desse cérebro "ferido" se relacionar com a vida. Mas fico feliz de ter conhecido, no meu caminho profissional, um método de psicoterapia focado no processamento de traumas, recentes ou precoces, o EMDR (em inglês Eye Movement Desensitization and Reprocessing – Dessensibilização e Reprocessamento por meio dos Movimentos Oculares). Apesar da gama de estudos comprovando eficácia, sobretudo no Transtorno de Estresse Pós-Traumático (TEPT), pouco se sabe sobre os mecanismos de ação da técnica, de como a estimulação bilateral ajuda no acesso e processamento de memórias traumáticas. Fiz a formação toda simplesmente para tentar entender.

Lembro de um paciente que tinha diagnóstico pelos manuais de transtorno de ansiedade social e apresentava enorme dificuldade para se colocar em todos os ambientes, profissionais e pessoais. A medicação ajudou, abaixando a ansiedade, conseguindo boas interações na prática, mas ele permanecia "travado" quando tinha mínimos retornos negativos. Nem preciso dizer que a interação afetiva na infância poderia ter sido muito diferente. E foi em uma sessão que realizei de EMDR que vieram grandes mudanças. Durante o protocolo que estabeleci, por meio dos movimentos oculares, vieram várias memórias de seu pai desvalorizando-o continuamente na infância: "Você é burro", "Você não sabe o que diz", "Cala a boca, imbecil", com muitas reações emocionais envolvidas. Eu já estava na agonia quando o próprio cérebro começou a buscar gradativamente outras imagens em que sua fala foi valorizada quando se expôs, em outros contextos de vida. Muitas lembranças foram adquiridas, inclusive, depois de nosso tratamento medicamentoso. Vejam como tudo se integra! Incrível como, no final da sessão, as falas do pai não o atingiam como antes e o cérebro parecia ter reconstruído as memórias antigas, trazendo memórias mais adaptativas e satisfatórias. Poderíamos conseguir isso pela fala, pela experiência. Mas é interessante a capacidade dessa técnica de eliciar respostas emocionais tão profundas de forma tão rápida.

O conhecimento dos estímulos que controlam nosso comportamento, no presente e no passado, assim como a identificação de regras nocivas que incorporamos em nós, pode parecer um grande desafio. Por vezes, vamos precisar de um bom profissional nos auxiliando, mas, outras vezes, a aplicação do conhecimento na prática, agindo de forma contrária aos nossos impulsos iniciais, pode ser muito produtivo. A experiência pode ser bem poderosa. Na educação infantil, tenho grande esperança de que o conhecimento mude a forma de agirmos com nossas crianças, estimulando entendimento e interação diferenciados com o mundo, minimamente voltados para o que mais natural existe: as consequências da vida. E que muito sofrimento seja evitado! O maior reforço positivo que este livro pode proporcionar para mim.

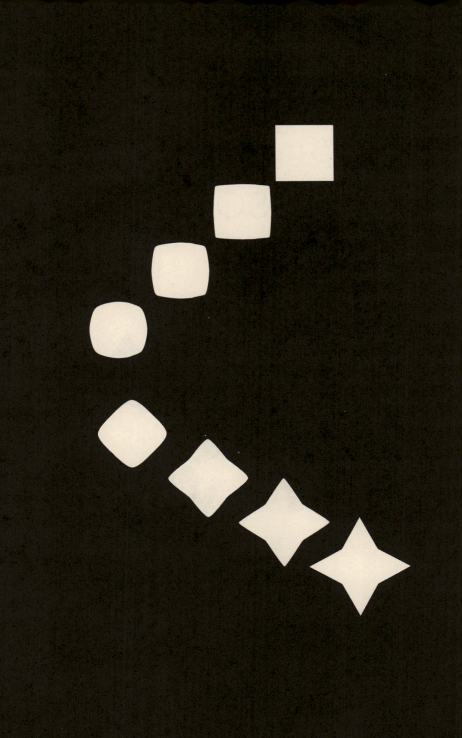

CAPÍTULO VIII.

MAS EU NÃO MEREÇO O MEU SUCESSO?

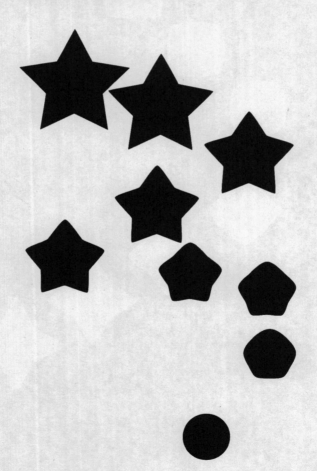

"Compartilharam do mesmo pão
Da mesma alegria
Se se criança – vizinha – companheira
Naquela data só não dividiam
o mesmo teto
O relógio do amanhecer/anoitecer acelerou,
dividiu sonhos.
Um recebeu carinho, banco escolar;
Outro, rolou na vida, destino de onde der, viverá!"

Cleusa Marina, livro "Palavras"

O trecho citado é retirado de um poema da minha mãe, Cleusa Marina, intitulado "Encruzilhada". Autobiográfico, retrata com sensibilidade um acontecimento muito marcante na nossa família: ver o nosso melhor amigo de infância, que dividia tudo conosco, ter um futuro tão fisicamente e emocionalmente degradante, pela dependência de drogas e pobreza extrema.

Será que podemos dizer que eu e meus irmãos fomos mais resistentes com a vida? Mais motivados? É muito atraente pensar que conquistamos nossos méritos por uma força interna que nos diferencia dos outros, não?

Vamos começar entendendo esse conceito de resistência psicológica às adversidades da vida, o qual chamamos de *resiliência* na psicologia. Por se tratar da capacidade de algumas pessoas em encontrar forças e recursos pessoais para desenvolvimento de saídas positivas, mesmo em condições adversas, podemos ficar tentados a pensar em qualidades "internas", inerentes a uma porção da população. Escuto várias histórias riquíssimas de superação no consultório, impressionantes mesmo. Como duas pessoas submetidas a estressores parecidos podem responder de formas tão distintas? Só pode haver qualidades inerentes ali! Para uma parcela, temos os louros, para outra, uma comparação destruidora de autoestima.

Analisando profundamente o somatório de estímulos para a consolidação dos comportamentos podemos nos surpreender com fatores muito complexos envolvidos. A falta de afeto e segurança na infância, por exemplo. Quantos pacientes preciso trabalhar uma privação afetiva absurda mesmo aparentemente tendo famílias estruturadas e próximas, e quantas pessoas sofrem com modelos parentais totalmente inadequados, por ora agressivos ou de abandono, mas que quando investigamos a fundo encontramos algum ponto de referência afetiva forte, mesmo que no meio do caos.

Para determinarmos, hoje, como agimos diante de determinado estresse, possuímos desde nossas heranças genéticas de temperamento, para doença mental, para cognição, assim como os mecanismos de proteção que fomos adquirindo no decorrer de nossas experiências prévias, além claro da nossa rede de apoio, atual e aquelas "dentro de nós". Mas, o pensamento básico da meritocracia ignora todos esses fatores, e foca em comparações superficiais entre as pessoas, como se fosse possível partirem do mesmo local.

Lembro-me de uma discussão riquíssima entre professores behavioristas analisando uma situação hipotética de gêmeos univitelinos, ou seja, com a mesma genética, e mergulhados em um contexto familiar supostamente igualitário. O primeiro ponto: nunca é igualitário, pois nunca serão os mesmos estímulos interagindo. Se um bebê chora primeiro que o outro, por acaso que seja, ele pode ser atendido prioritariamente ao peito da mãe, o que pode reforçar o aprendizado, maior do que no irmão gêmeo, de que tolera menos a espera pelo peito. Ao mesmo tempo, temos o outro irmão que esperou, e que pode se adaptar ao esperar, ao ser frustrado, e toda uma cadeia que essas interações podem influenciar na interação de cada um com os ganhos na vida. Isso somente como um simples exercício para vislumbrarmos a complexidade do que determina nossa interação com o mundo.

Adoro a letra da música "Primavera nos dentes" quando descreve de forma linda nossa capacidade de resistir às adversidades da vida com a seguinte metáfora: "E no centro da própria engrenagem/ Inventa contra a mola que resiste". Podemos pensar que alguns tem a capacidade de resistir contra essa mola interna sim, mas não podemos ignorar que a própria resistência depende da engrenagem que foi construída. Ao mesmo tempo, seria equivocado pensarmos que essa engrenagem é estática, podendo ser sempre construída e reconstruída na vida!

Quando falamos em pessoas resilientes, falamos de uma sequência de comportamentos marcados por otimismo, flexibilidade e busca por saídas e temos muito que aprender, o que contribui para pessoas serem assim. Há um ramo da psicologia, em grande desenvolvimento, que foca primariamente no que é funcional e positivo, em detrimento das disfunções e fraquezas de cada um. Trata-se da Psicologia Positiva, cujo principal expoente é o professor de Psicologia da Pensilvânia, Martin Seligman. Há o estudo e foco nas emoções positivas, assim como o reforçamento de traços positivos, principalmente as forças e as virtudes. Sim, você pode estar se questionando: mas não é essa positividade generalizada que foi criticada nesse livro? Qual a diferença da psicologia positiva com um *coach* de autoajuda?

Bom, a Psicologia Positiva trouxe temas de grande interesse e validação popular como otimismo, espiritualidade, gratidão e felicidade, para o campo científico, buscando estudos com delineamentos científicos padronizados. E, a grande vantagem da ciência, é trazer na sua metodologia a capacidade de tentar minimizar variáveis de confusão, buscando ser a mais neutra possível. Quando falamos de um artigo científico então, estamos falando do estudo do efeito de uma variável em um determinado contexto o mais controlado possível. Podemos extrapolar para a vida? Sim, em alguma medida.

O que aconteceu, infelizmente, é que a narrativa positiva foi supervalorizada pelo sistema que se alimenta de necessidades de consumo - a felicidade virando um produto cada vez mais comercializado, agora com uma apropriação do discurso científico. Vemos, nos últimos tempos, ganhar força uma ditadura do pensamento positivo, que traz a regra, a obrigação de sermos felizes. E, ser feliz, como um produto necessário tem vários efeitos colaterais. Não é natural sermos felizes o tempo todo, e as valências negativas de nossa vida são extremamente naturais e importantes em nossa adaptação ao mundo, inclusive para a percepção dos estímulos que chamamos de felicidade. Outro ponto ainda mais cruel é a obrigação de ser feliz em determinado padrão. E o padrão de sucesso atual não está fácil, pois, além de incluir o antigo modelo de sucesso econômico, agora traz o "ser grato", "ser ativo cognitivamente", "ser espiritualizado", "pensar positivamente". E entendam! Pode ser maravilhoso buscar esses objetivos. A questão é o potencial de se tornarem ruins na obrigação de uma regra, pois não são aplicáveis a todos. Alguns estudos já saíram no sentido de expor essas fragilidades de generalizações, apontando, por exemplo, efeitos colaterais de técnicas baseadas em *mindfulness* e efeitos negativos em se aumentar a intensidade de emoções positivas em perfis mais impulsivos e de busca de sensações. Assim, reforço o quanto um bom profissional de saúde mental, independentemente da linha terapêutica, pode fazer a diferença com seu conhecimento de formações humanas e, sobretudo, limitações humanas.

Uma paciente superativa na vida, após se aposentar, veio relatar seu grande sofrimento em dizer para as outras pessoas que queria simplesmente não ter mais projetos. Todas a pressionavam perguntando sobre quais atividades se engajaria nessa nova fase, decepcionando-se e até se preocupando, quando dizia que cuidar de plantas e não fazer nada de compromisso formal, era o que mais ansiava. Os filhos a obrigaram a marcar consulta comigo, pois só poderia estar deprimida... Na minha avaliação, ela apenas se cansou do "sucesso", e olhou para si.

CAPÍTULO IX.

ESTE LIVRO VAI MUDAR A SUA VIDA?

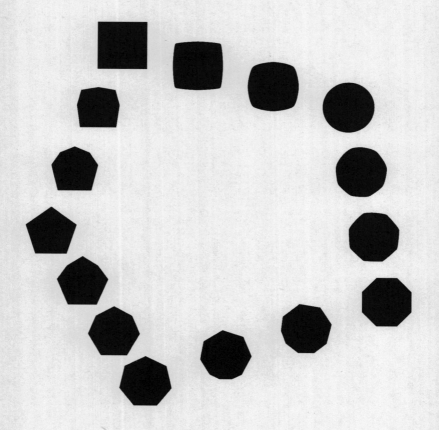

— Pra que remédio, mãe?
— Porque minha cabeça dói e eu preciso trabalhar.
— Mas se sua cabeça dói, você precisa é descansar...

(Diálogo com minha filha Nicole, aos 4 anos)

A vida não é muito simples, mas pode ser simplificada.

A psicologia e a psiquiatria evoluíram demais nos últimos anos no entendimento da nossa construção, mas ainda é um conhecimento pouco acessível à comunidade. Se hoje é consenso que saúde mental seja o principal recurso que possuímos, e até as empresas já entenderam que se não a valorizarem vão perder em produtividade, eu simplesmente não entendo a falta de investimento nessa área, no sentido preventivo.

Imaginem se fôssemos educados, pelos nossos pais e mesmo na educação formal da escola, para compreender as diferentes formas de adaptação ao mundo, sob uma ótica mais racional. Quantos conflitos desnecessários evitaríamos, preconceitos, revoltas, agressões, e toda uma gama de comportamentos que têm em comum a falta de entendimento por formas diversas de pensar e agir! Lembro de uma cena que me mostrou meu ponto de mudança, já adulta. No intervalo da formação em terapia comportamental, eu me sentei em um restaurante e observei a mesa ao lado: um senhor idoso com uma bela jovem, loira e produzida com certo exagero para meus padrões, juntamente com um bebê e uma ajudante. O impulso inicial, pelo meu histórico anterior de regras sobre relacionamento, seria criticar internamente, mas estava tão mergulhada no conhecimento sobre a manutenção do comportamento humano que só consegui pensar algo simples: cada um com seus ganhos! Eu já pensava que respeitar as escolhas do outro é algo bom, mas era uma regra. Entender me permitiu realmente sentir. Naquele momento, percebi que esse novo sentir que estava exercitando não era necessário apenas para os meus pacientes, mas para a nossa sociedade, de dentro para fora.

Entender a nossa construção também nos permite escolhas mais simples e mais libertas, voltadas para a nossa capacidade de lidar ou não com as consequências. Poder olhar para decisões difíceis e se perguntar: "O que realmente eu quero agora? O que minha escolha vai gerar? Eu consigo lidar com isso?" Se sim, maravilha. Se não, ótimo, simplesmente as consequências me limitaram. Lembro de uma palestra que dei sobre viver com menos regras em que uma senhora afirmou agressivamente: "Mas que bagunça é essa, sem saber o que é certo e o que é errado, quem vai limitar as pessoas de fazerem o que bem entenderem?" No que eu respondi simplesmente: "A vida". Claro que entendo a angústia que a aparente falta de limite pode gerar. Mas a questão aqui está longe de ser "falta de limite". O ponto é a possibilidade de deslocarmos o limite proposto pelas regras para outro patamar, determinado pelos efeitos que nossos atos geram. Encontraremos, assim, com a nossa própria medida de ação, de forma mais natural. Afinal, quem é a pessoa perfeita para saber sobre as melhores regras para você, se é apenas você que vive a sua vida?

Este livro começou a ser escrito no primeiro ano da pandemia do novo coronavírus, a Covid-19. As discussões foram enormes nesse ano, críticas acirradas entre se proteger ou correr o risco nos diferentes níveis. Escolhas difíceis. Brigas sem fim. Os que se protegiam ao extremo criticavam quem foi mais flexível e vice-versa. Muitos mudaram o comportamento de acordo com a passagem do tempo – estímulo poderoso. Eu, por exemplo, depois de meses, resolvi permitir que meus filhos, de três e quatro anos, tivessem algum contato social, com cuidado e limites, pois na minha balança o desenvolvimento deles estava prejudicado dentro de casa. Mas não mantive contato com meus pais e com ninguém de risco, por muito tempo, até que fossem vacinados. Meus pais têm vários fatores de risco. E, aí, se pegassem e sofressem, ou morressem, pelo meu perfil obsessivo, dificilmente eu conseguiria ficar bem. Esse é o meu limite. Vejam que para cada um é diferente, de acordo com as suas variáveis.

Desenvolver esse olhar para os nossos desejos e, sobretudo, para os próprios limites é um exercício que pode surpreender em simplicidade e leveza. Ter o mesmo olhar para o outro pode nos livrar do purgatório das relações sociais: sofrer por esperar atitudes diferentes do outro. Não. Não vou dar a regra de que você precisa aceitar o outro. Imagina. Em vez disso, vamos exercitar: diante dos fatos de que você não controla a forma de o outro pensar e de que essa forma é determinada por inúmeros fatores, há maior probabilidade de se sentir bem não sofrendo pelo desejo de controle do comportamento do outro. Mas, caso seja alguém que tenha um grande valor, talvez seja mais difícil racionalizar dessa forma, e tudo bem se sentir impotente. Tudo bem o que conseguir fazer, porque é o seu limite. Você não tem que ser evoluído emocionalmente sempre. Essa pode ser mais uma regra, tão reforçada em frases de autoajuda no campo do ideal... Vejam como limite está ligado a liberdade!

Meu desejo com este livro é propiciar ao leitor uma visão de frases motivacionais ou de autoajuda de outra forma, inclusive, conseguindo desmembrar o que é regra generalizada e superficial, o que é punição desnecessária e o que pode realmente funcionar a esse leitor, diante de seus antecedentes e do momento atual. O senso comum busca causas. A ciência do comportamento busca entendimento de relações. Para exercitarmos, dei um google aqui e vou pegar uma frase aleatória de um *coach* famoso para esse exercício: "Zona de conforto é a combinação de várias mentiras paralisantes com prazo de validade vencida".

Bem... antes de cair na culpa de ser um mentiroso, um "boicotador" e enganador de si mesmo, vamos lá! Qualquer adaptação ao mundo precisa ser entendida como o somatório de estímulos. A chamada "zona de conforto" simplesmente é uma adaptação em que há mais ganhos que perdas para o indivíduo, mas esses ganhos no curto prazo podem impedi-lo de alcançar outros ganhos maiores. Ganho imediato? Lembra que fomos programados filogeneticamente para gostar deles... Em um primeiro momento, seria interessante questionar se o indivíduo precisa sair do lugar no qual se encontra. Seria bom para ele ou para algum ideal? E, depois, analisar, sem peso, o que o mantém ali.

Na frase, é dito que todos da zona de conforto mentem para si mesmos. Mais culpa. Vamos desmembrar. O comportamento de criar pensamentos que reforcem o comportamento atual existe? Eles podem acontecer para evitar de se expor a uma situação difícil. Têm sua função, senão nem existiriam. Simples assim. Essa situação é difícil por quê? Está supervalorizando os riscos? Está minimizando sua capacidade para a mudança? Muitas vezes, noto que simplesmente faltam outros estímulos, como a necessidade para a mudança. As possibilidades são muitas. Mas se carregar de julgamentos, provavelmente, além de não ajudar, pode levar você a buscar saídas dadas pelos outros que podem não ser as melhores para você.

Creio que a culpa gerada por essa frase pode até ter uma função, para quem emite, de mexer com seu emocional e aumentar a chance de ser controlado pelo desejo de pagar por uma saída, por exemplo, um curso com técnicas milagrosas para sair dessa adaptação. Pode funcionar? A maior chance é que não, visto que podem faltar outros estímulos nessa equação que favoreçam a mudança. E técnicas que se aplicam a todos podem esbarrar no problema de generalizar a mesma conduta para necessidades distintas. Novamente, a questão não é qual a melhor escolha, mas a crítica do que controla essas escolhas.

E, na busca das melhores escolhas, é sempre bom tomar cuidado com nossa tendência a supervalorizar o reforço positivo do meio social em que estamos inseridos. Interessante como os pacientes, quando começam a se colocar no mundo, tendo como foco os seus desejos, acabam se sentindo egoístas. O comportamento de corresponder ao outro, ao social, é algo que está mais enraizado do que imaginamos. Se olharmos a nossa evolução como espécie, os seres que melhor se adaptaram foram aqueles que viveram em pequenas sociedades, e não isolados, e muitos tiveram que abrir mão dos desejos individuais pelos ganhos de viver em grupo. Olhem que herança forte! Ainda hoje somos muito controlados pela valorização do grupo. Basta lembrar das redes sociais.

Dessa forma, deslocar o foco da interação social do mundo para si pode gerar insegurança. Tanto pelas vantagens sociais do meio em que estamos inseridos quanto pelo nosso sistema cerebral primitivo, que adora situações seguras. Assim, pacientes que toleram relações sociais desgastantes são a regra no meu consultório, infelizmente. Quando eu pergunto por que, encontro invariavelmente controle social: "O outro vai ficar magoado", "A turma vai me excluir se eu disser não", "O que vão pensar de mim?". Todos somos influenciados pelo meio, em diferentes graus, porém focar na nossa individualidade, observando o impacto das regras sociais em nossa vida, é um dos objetivos do processo terapêutico. É muito legal acompanhar pacientes que conseguem discernir as consequências de determinadas escolhas, deixando cada vez mais o viés do "tem de ser" na busca por ganhos os mais naturais possíveis. O prazer de viver uma vida que tenha sentido para si. Algo que parece tão natural não é banal.

E, assim, caminhamos para o final do livro, trazendo o que de mais evolucionista e simples temos e que perdemos: o foco da interação com o mundo em nós mesmos, no momento presente. Não se esqueçam de olhar para a carruagem que constroem todo dia com maior benevolência, afinal, é ela que vai nos conduzindo para tudo que temos: a existência. Comparar-se, querendo mudar o que não é possível, além de ser um gasto energético desnecessário, pode trazer sofrimento em demasia. E o desejo por uma maior liberdade, tão veementemente buscada, pode se encontrar justamente em fazer as pazes com a experiência, essa, sim, portadora de uma verdade momentânea nesse mundo. Nem que seja do que não fazer. Assim mesmo, como falava nosso querido Zaratustra, o qual transcrevo em uma frase de despedida:

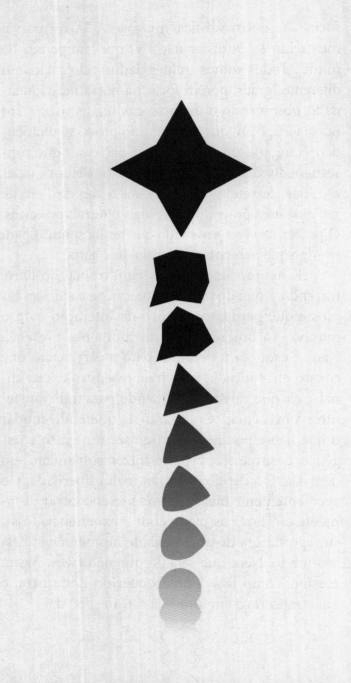

Amo-vos deveras, homens superiores, porque hoje não sabeis viver! Pois assim viveis... melhor![6]

NIETZSCHE, FRIEDRICH. ASSIM FALOU ZARATUSTRA. 1. ED. LEBOOKS, 2019. P. 267. E-BOOK. [6]

Viver da melhor maneira possível, validando os nossos desejos e limites, pode ser libertador. Nesse sentido, vislumbrar a vida com alguns dados de ciência do comportamento humano, buscando ter ciência do que controla o nosso comportamento foi a tentativa de contribuição deste livro. Pode ser que suas regras, ou as que ainda vai adquirir, funcionem muito melhor para você. E a vida é ainda mais bonita quando tudo isso é entendido e respeitado. É verdade desta vez: eu não sou seu guru.

Agradecimentos

Primeiramente, agradeço a todos os pacientes que entregaram um pouco de sua história aos meus cuidados, a inspiração e o destino deste livro. Para viabilizar esse projeto, contratei uma escritora querida, a Maria Vitória, que duas vezes por mês foi o estímulo positivo que precisava para persistir no intento, com dicas valiosas. Por intermédio dela, encontrei um jovem, chamado Maicon, que nos brindou com essa arte e uma diagramação moderna e impecável. Durante a aventura de colocar um conteúdo tão específico para leigos, o pai dos meus filhos, Brunno, foi fundamental. Ele lia os parágrafos e dizia em vários: não entendi bem isso. Então, se você entendeu todo o livro, também deve um agradecimento a ele. Para que não fosse um livro "a la" Saramago, sem pontuação, entrou em ação minha mãe talentosa, Cleusinha, minha primeira referência de escrita, incentivadora e estudiosa da língua portuguesa. E, posteriormente, sou grata pela revisão perfeccionista da querida Anna Cristina e da equipe minuciosa da editora Literare Books. Não posso esquecer dos retornos que tive de pessoas queridas, antes desta última versão: Dani, Marco, André e meu irmão João Gabriel, além de uma das minhas referências em psicoterapia analítico-comportamental, Michela Ribeiro, que me brindou com sua fala sempre assertiva usada na capa. Para o prefácio, eu gostaria muito de alguém que vivesse o menos regras, e não só gostasse do livro. Assim, contei com a generosidade, agora de uma grande amiga, Renata Spalicci, que se coloca no mundo de forma tão corajosa e fora dos padrões, que me emociona.

Por último e mais importante, agradeço a meus filhos queridos, Nini e Luiz, pois cederam uma parte valiosa da sua infância com a mamãe para que este primeiro livro fosse escrito. E qualquer tempo da infância é valioso.

Os dados citados no livro podem ser aprofundados com estas referências:

Adan RAH, van der Beek EM, Buitelaar JK, Cryan JF, Hebebrand J, Higgs S, Schellekens H, Dickson SL. (2019) Nutritional psychiatry: Towards improving mental health by what you eat. *Eur Neuropsychopharmacol*, 29(12):1321-1332.

Afonso RF, Kraft I, Aratanha MA, Kozasa EH. (2020) Neural correlates of meditation: a review of structural and functional MRI studies. *Front Biosci (Schol Ed)*, 1;12:92-115.

Babenko O, Kovalchuk I, Metz GA. (2015) Stress-induced perinatal and transgenerational epigenetic programming of brain development and mental health. *Neurosci Biobehav*, 48:70-91.

Banaco et al. Personalidade. (2012) In: Hubner e Moreira (Org.). *Fundamentos de Psicologia: temas clássicos da psicologia sob a ótica da análise do comportamento.* Rio de Janeiro: Guanabara Koogan, cap. 10, p. 144-153.

Borges NB. (2012) *Clínica Analítico-Comportamental: Aspectos Teóricos e Práticos.* Editora Artmed, 1. ed.

Bravata DM, Watts SA, Keefer AL, Madhusudhan DK, Taylor KT, Clark DM, Nelson RS, Cokley KO, Hagg HK. Prevalence, Predictors, and Treatment of Impostor Syndrome: a Systematic Review. *J Gen Intern Med.* 2020 Apr;35(4):1252-1275.

Butler MI, Mörkl S, Sandhu KV, Cryan JF, Dinan TG. (2019) The Gut Microbiome and Mental Health: What Should We Tell Our Patients? Le microbiote Intestinal et la Santé Mentale: que Devrions-Nous dire à nos Patients? *Can J Psychiatry*, 64(11):747-760.

Cebolla, A., Demarzo, M., Martins, P., Soler, J., & Garcia-Campayo, J. (2017). Unwanted effects: Is there a negative side of meditation? A multicentre survey. *Plos One, 12*(9).

Chen L, Zhang G, Hu M, Liang X. (2015) Eye movement desensitization and reprocessing versus cognitive-behavioral therapy for adult posttraumatic stress disorder: systematic review and meta-analysis. *J Nerv Ment Dis.* 2015 Jun; 203(6):443-51.

Crawford MJ, Thana L, Farquharson L, Palmer L, Hancock E, Bassett P, Clarke J, Parry GD. Patient experience of negative effects of psychological treatment: results of a national survey†. *Br J Psychiatry*. 2016 Mar;208(3):260-5.

Evers, C., Dingemans, A., Junghans, A.F., & Boevé, A. (2018). Feeling bad or feeling good, does emotion affect your consumption of food? A meta-analysis of the experimental evidence. *Neuroscience & Biobehavioral Reviews, 92*, 195-208.

Fares J, Bou Diab Z, Nabha S, Fares Y. (2019) Neurogenesis in the adult hippocampus: history, regulation, and prospective roles. *Int J Neurosci*,129(6):598-611.

Fordham B, Sugavanam T, Edwards K, Stallard P, Howard R, das Nair R, Copsey B, Lee H, Howick J, Hemming K, Lamb SE. The evidence for cognitive behavioural therapy in any condition, population or context: a meta-review of systematic reviews and panoramic meta-analysis. *Psychol Med*. 2021 Jan;51(1):21-29.

Herba CM, Glover V, Ramchandani PG, Rondon MB. (2016) Maternal depression and mental health in early childhood: an examination of underlying mechanisms in low-income and middle-income countries. *Lancet Psychiatry, 3(10):983–992.*

Herman, A. M., Critchley, H. D., & Duka, T. (2018). Risk-taking and impulsivity: The role of mood states and interoception. *Frontiers in Psychology*, 9, 1625.

Jiang S, Postovit L, Cattaneo A, Binder EB, Aitchison KJ. (2019) Epigenetic Modifications in Stress Response Genes Associated With Childhood Trauma. *Front Psychiatry*, 8;10:808.

Kempermann G, Gage FH, Aigner L, Song H, Curtis MA, Thuret S, Kuhn HG, Jessberger S, Frankland PW, Cameron HA, Gould E, Hen R, Abrous DN, Toni N, Schinder AF, Zhao X, Lucassen PJ, Frisén J. (2018) Human Adult Neurogenesis: Evidence and Remaining Questions. *Cell Stem Cell*, 23(1):25-30.

Kramer MS, Aboud F, Mironova E, Vanilovich I, Platt RW, Matush L, Igumnov S, Fombonne E, Bogdanovich N, Ducruet T, Collet JP, Chalmers B, Hodnett E, Davidovsky S, Skugarevsky O, Trofimovich O, Kozlova L, Shapiro S; Promotion of Breastfeeding Intervention Trial (PROBIT) Study Group. (2008) Breastfeeding and child cognitive development: new evidence from a large randomized trial. *Arch Gen Psychiatry*, 65(5):578-84.

Landin-Romero R, Moreno-Alcazar A, Pagani M, Amann BL. How Does Eye Movement Desensitization and Reprocessing Therapy Work? A Systematic Review on Suggested Mechanisms of Action. *Front Psychol.* 2018 Aug 13;9:1395.

Matos, M.A. Comportamento governado por regras. *Rev. bras. ter. comport. cogn.* [*online*]. 2001, vol.3, n.2, pp. 51-66. ISSN 1517-5545.

Micheli L, Ceccarelli M, D'Andrea G, Tirone F. (2018) Depression and adult neurogenesis: Positive effects of the antidepressant fluoxetine and of physical exercise. *Brain Res Bull*, 143:181-193.

Moreira MB. (2018). *Princípios Básicos de Análise do Comportamento*. Editora Artmed, 2. ed.

Neno, S. Análise funcional: definição e aplicação na terapia analítico-comportamental. *Rev. bras. ter. comport. cogn.* [*online*]. 2003, vol.5, n.2, pp. 151-165. ISSN 1517-5545.

Nord CL et al. (2021) Neural effects of antidepressant medication and psychological treatments: a quantitative synthesis across three meta-analyses. *The British Journal of Psychiatry*, DOI: 10.1192/bjp.2021.16.

Park SC. (2019) Neurogenesis and antidepressant action. *Cell Tissue Res*, 377(1):95-106.

Phua DY, Kee MZL, Meaney MJ. (2019) Positive Maternal Mental Health, Parenting, and Child Development. *Biol Psychiatry*, 15;87(4):328-337.

Seligman ME, Csikszentmihalyi M. Positive psychology. An introduction. *Am Psychol*. 2000 Jan;55(1):5-14.

Skinner BF. (1984) Selection by consequences. *The Behavioral and Brain Sciences*, 7, 477-510.

Skinner BF. (1984) Uma análise operante da resolução de problemas. In: Moreno, R. *Contingências de reforço*. São Paulo: Abril Cultural.

Skinner BF. (1988) The operant side of behavior therapy. *J Behav Ther Exp Psychiatry*, 19(3):171-9.

Skinner BF. (2003) *Ciência e Comportamento Humano*. Tradução de João Caros Todorov e Rodolfo Azzi. Editora: Martins Fontes, 11. ed.

Surget A, Tanti A, Leonardo ED, Laugeray A, Rainer Q, Touma C, Palme R, Griebel G, Ibarguen-Vargas Y, Hen R, Belzung C. (2011) Antidepressants recruit new neurons to improve stress response regulation. *Mol Psychiatry*, 16(12):1177-88.

Weber SR, Pargament KI. (2014) The role of religion and spirituality in mental health. *Curr Opin Psychiatry*, 27(5):358-63.

Wu Jyh Cherng. (2010) *Tao Te Ching – O Livro do Caminho e da Virtude de Lao Tse* (tradução direta do chinês para o português). Editora Mauad.

[1] NIETZSCHE, Friedrich. *Assim falou Zaratustra*. 1. ed. LeBooks, 2019. p. 184. E-book.

[2] NIETZSCHE, Friedrich. *Assim falou Zaratustra*. 1. ed. LeBooks, 2019. p. 181. E-book.

[3] NIETZSCHE, Friedrich. *Assim falou Zaratustra*. 1. ed. LeBooks, 2019. p. 182. E-book.

[4] NIETZSCHE, Friedrich. *Assim falou Zaratustra*. 1. ed. LeBooks, 2019. p. 183. E-book.

[5] NIETZSCHE, Friedrich. *Assim falou Zaratustra*. 1. ed. LeBooks, 2019. p. 76. E-book.

[6] NIETZSCHE, Friedrich. *Assim falou Zaratustra*. 1. ed. LeBooks, 2019. p. 267. E-book.

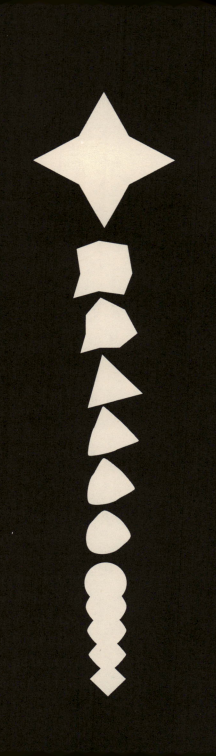

Livro impresso pela gráfica Paym em outubro de 2023.